100种珍本古医籍校注集成

医 林 一 致

清·骆登高　撰

鲍玉琴　王小岗　校注

中医古籍出版社

图书在版编目（CIP）数据

医林一致/（清）骆登高撰；鲍玉琴，王小岗校注．－北京：中医古籍出版社，2012.6

（100种珍本古医籍校注集成）

ISBN 978 - 7 - 80174 - 894 - 2

Ⅰ．医⋯ Ⅱ．①骆⋯②鲍⋯ Ⅲ．①中医治法－中国－清代 Ⅳ．①R242

中国版本图书馆 CIP 数据核字（2010）第 174509 号

100 种珍本古医籍校注集成

医林一致

清·骆登高　撰

鲍玉琴　王小岗　校注

责任编辑　吴炳银

封面设计　陈　娟

出版发行　中医古籍出版社

社　　址　北京东直门内南小街 16 号（100700）

印　　刷　北京金信诺印刷有限公司

开　　本　850mm×1168mm　1/32

印　　张　10.625

字　　数　197 千字

版　　次　2012 年 6 月第 1 版　2012 年 6 月第 1 次印刷

印　　数　0001 ~ 3000 册

书　　号　ISBN 978 - 7 - 80174 - 894 - 2

定　　价　20.00 元

《100 种珍本古医籍校注集成》专家委员会

《100种珍本古医籍校注集成》编委会

序　一

中医药是中华民族的瑰宝，在我国各族人民长期的生产生活实践和与疾病作斗争中逐步形成并不断丰富发展，为中华民族的繁衍昌盛做出了重要贡献。作为中国特色医药卫生体系的重要组成部分，至今仍在维护人民健康中发挥着独特作用。中医药天地一体、天人合一、天地人和、和而不同的思想基础，整体观、系统论、辨证论治的指导原则，以人为本、大医精诚的核心价值，不仅贯穿于中医药对生命、健康和疾病的认知理论和防病治病、养生康复的临床实践，而且深刻地体现了中华民族的认知方式、价值取向和审美情趣，具有超前性和先进性。随着健康观念变化和医学模式转变，中医药越来越显示出其宝贵价值、独特优势和旺盛的生命力。

中医药古籍作为保存和传播中医药宝贵遗产的知识载体，记载了几千年来医药学家防病治病的临床经验、方药研究成果和医学理论体系，是不可再生的珍贵资源，是中医药学继承、发展、创新的源泉，具有重要的历史、文化和科学价值。但是由于种种原因，中医药古籍的保护、整理与利用状况令人担忧。这些珍贵的典籍有的流失海外，国内已不存；有的尘封闭锁，不为人所知所用；有的由于多年的自然侵蚀和保管条件缺乏而面临绝本的危险。抢救和保护好这些珍贵的历史文化遗产已刻不容缓。

国家十分重视中医药古籍的保护、整理和利用。《国务院关于扶持和促进中医药事业发展的若干意见》明确指出，要做好中医药继承工作，开展中医药古籍普查登记，建立综合信息数据库和珍贵古籍名录，加强整理、出版、研究和利用，为做好中医药古籍保护、整理和利用工作指明了方向。近年来，国家中医药管理局系统组织开展了中医药古籍文献整理研究。中国中医科学院在抢救珍贵的中医药孤本、善本古籍方面开展了大量工作，中医古籍出版社先后影印出版了大型系列古籍丛书、珍本医书、经典名著等，在中医古籍整理研究及出版方面积累了丰富的经验。此次，中医古籍出版社确立"100种珍本古医籍整理出版"项目，组织全国权威的中医药文献专家，成立专门的选编工作委员会，多方面充分论证，重点筛选出学术价值、文献价值、版本价值较高的100种亟待抢救的濒危版本进行校勘整理和出版，对于保护中医药古籍，传承祖先医学财富，更好地为中医药临床、科研、教学服务，弘扬中医药文化都具有十分重要的意义。衷心希望中国中医科学院、中医古籍出版社以整理研究高水平、出版质量高标准的要求把这套中医药古籍整理出版好，使之发挥应有的作用。也衷心希望有更多的专家学者能参与到中医药古籍的保护、整理和利用工作中来，共同为推进中医药继承与创新而努力。

中华人民共和国卫生部副部长
国家中医药管理局局长　王国强
中华中医药学会会长

2010 年 1 月 6 日

序 二

中医药学以临床疗效为基础，在累代实践、认识的观察链条中凝结着珍贵的生命科学知识。这些知识记载在中医药古籍文献中，如震惊世界科技界并获 1992 年中国十大科技成就奖之一的青蒿素就是受距今 1600 多年前晋代医家葛洪《肘后备急方》中记载启示研制成功的。因此可以说，中医药学的创新离不开古医籍文献。换句话说，中医药古籍文献是中医药学发展的源头活水。要想很好地发掘利用中医古文献，其前提就是对其进行整理研究。然而，大量古医籍未得到应有的整理和出版，中医古籍中蕴藏的丰富知识财富未得到充分的研究与利用，极大地影响了中医学的继承发展以及特色优势的保持与发挥。为使珍贵中医典籍保存下来，并以广流传，服务于中医临床、科研及教学，中医古籍的整理、研究及出版具有非常意义。

《国务院关于扶持和促进中医药事业发展的若干意见》指出，中医药（民族医药）是我国各族人民在几千年生产生活实践和与疾病作斗争中逐步形成并不断丰富发展的医学科学，为中华民族繁衍昌盛做出了重要贡献，对世界文明进步产生了积极影响。新中国成立特别是改革开放以来，党中央、国务院高度重视中医药工作，中医药事业取得了显著成就。但也要清醒地看到，当前中医药事业发展还面临不少问题，不能适应人民群众日益增长的健康需求。意见明确提出："做好中医药继承工作。开展中医药古籍普查登记，建立综合信息数据库和珍贵古籍名录，加强整理、出版、研究和利用。"

中医古籍出版社承担的"100种珍本古医籍整理出版项目"，是集信息收集、文献调查、鉴别研究、编辑出版等多方面工作为一体的系统工程，是中医药继承工作的具体实施。其主要内容是经全国权威的中医文献研究专家充分论证，重点筛选出学术价值、文献价值、版本价值较高的100种亟待抢救的濒危版本、珍稀版本中医古籍以及中医古籍中未经近现代整理排印的有价值的，或者有过流传但未经整理或现在已难以买到的本子，进行研究整理，编成中医古籍丛书或集成，进而出版，使古籍既得到保护、保存，又使其发挥作用。该项目可实现3项功能，即抢救濒危中医古籍，实现文献价值；挖掘中医古籍中的沉寂信息，盘活中医药文献资料，并使其展现时代风貌，实现学术价值；最充分地发挥中医药古代文献中所蕴含的能量，为中医临床、科研及教学服务，实现实用价值。

当前，中医药事业正处在战略发展机遇期，愿"100种珍本古医籍整理出版项目"顺利进行，为推动中医药事业持续健康发展、弘扬中华文化作出应有的贡献。

中国中医科学院首席研究员 曹洪欣

2011年3月6日

4

校注说明

　　全书五卷。清·骆登高（字荃饮，又字恒园）撰，刊于清康熙四十二年（公元1703年）。本书取先贤遗编，探奥析微，书名《医林一致》，取一致百虑之意，谓症有多端，其理则一，扼其要领，则千变万化，皆由此出。作者言必引经据典，多发《内经》余旨，崇金元四家，于明清医家，犹推李士材等之说，旨在"医医"，犹胜"医人"。全书49篇，首为脉诀，分述二十八脉，脉象主病，以及浮、中、沉三候，五脏本脉，真脏脉，四时之脉，从症不从脉，从脉不从症等；以下分为伤寒、瘟疫、脚气、斑疹、黄疸、痿、痹、中风等四十七门，每症详述病因、证治，并附治方。所述皆系综合前人之见，取平正不偏之论，凡认为有失偏颇者，概为删削。所附方剂，或选自前贤，或得自时人之秘，或为骆氏数十年经验，新定之方。对于某些医家讹谬之处，亦予辨驳，或批评时人，只知治痰，不知治饮，对于积有五脏之分，后人附会，以为聚有六腑之别、七癥八瘕之说，亦持否定态度。现存清康熙四十二年敬慎堂初刻本等。

　　本次整理以中国中医科学院图书馆藏清康熙四十二年癸未敬慎堂刻本为底本，改繁就简，加以句读，横排出版。作凡例说明如下：

1. 原书竖排，今版右改为上，左改为下；

2. 原书繁体，今版繁简字、异体字径改，不出注；

3. 书中通假字、古今字、中医药专业用语，遵目前习惯语汇改出，如鞕直改作硬，藏腑直改作脏腑，濇直改作涩，三稜直改作三棱，硃砂直改作朱砂，当归稍直改作当归梢，河涧直改作河间，淤血改为瘀血，蹇涩改为謇涩，伏苓改为茯苓等，此处列出，文中不复赘述；

4. 书中难字及生僻语汇，据1989年版《辞海》出注；

5. 书中字、词、文意有明显错误者，未在原文改出，以"恐为…之误"形式出注；

6. 为方便读者披阅检索，特列目录。

校注者

自　序

　　余叨先世家声，窃不自量，妄冀踵武，故自就外傅之年，即耽志靡他，除经史举业外，一概不留眉睫。何期屡落孙山，箕裘有替赧赧之情，莫可言状。然尺蠖之志未尝少挫，故今当衰耗，犹守青毡，则于轩岐一道，奚啻盲者之无与乎黼黻之观、聋者之无与乎钟鼓之音，曷言尔入乎彼则出乎此，大都然也。审是则今之越樽俎以治庖，有似改途易辙，余言不自相矛盾乎？此中实有致此之由，不得已之苦衷在耳。余生禀虚弱，屡遭病魔，证之所尝不少，医之所历恒多，或得或失，悉皆验之于身，可存可删，随即决之于己。间遇老成练达一二卓识辈，相与探本穷源，又不敢遽以为是，必旁搜远稽，取先哲之遗书一一印之，较曩昔之无殊，聋盲觉进一层，譬尤种树畜养，不见其益，有时而长积，渐使之然也。嗣后或遇沉疴怪证，庶不至全无捉摸，为人蛊惑耳。然无本之流，涸可立待，爝火之焰，熄不逾时，自治常虞，舛错治人，益所不敢，何况妄自尊大，受徒设教哉？且业儒究医，初意原欲医以保儒，设或好医旷儒，后念不几，变儒作医，始志之谓。回顾半途而废尔尔乎，余不

1

若是之无恒，因思匏系家乡斥鷃之翎长铩，遨游京国良骥之尾得附，亦未可知，比上之念，所由萌也。不谓及抵燕台，亲故知交之识余者，遇有艰难笃疾，时下名贤所掉头摆掌不肯施治者，冀万死一生之机，谬荐于余。余承众友雅爱，又系生死关头，不忍坐视，遂奋螳螂之臂以挽车辙之重，明知无补于事，讵料屡幸微功。正在自讶邀天之力，何意忽来不虞之誉，遐迩讹扬，虚名鼎沸，不特争先趋顾者实繁，有徒且执贽受业者接踵难却，即素有达见如胡子文思、予延昆季，亦为众口所煽，抑抑乎执弟子之礼甚恭，而师事余焉。余以僻壤村夫，骤长身价百倍，是方寸之木竟高岑楼矣，识者应必罪我，故虽谬叨一日之长，而声闻过情，心实耻之。因欲避喧僻地，少掩瑜瑕，时值柯公宪衡知晋之蔚萝，招余课子，适洽余心，缘即欣然就道，而临行多有攀辕者，然业经许往，岂能复留？但师弟分晰之情，不无耿耿于中，惟有心焉藏之而已。及抵蔚萝署，课业之暇，手录五卷，计四十七证，并摘脉诀、下学二条，两月草就，邮寄胡子文思、予延，俾分授诸第，一声曩替从游之愿，以圆相与有成。越一岁余，自晋来燕，为返越计，胡子曰，书则得矣，书之旨未易得也。复坚留余，与诸子阐发其问疑，似而丁子象辛，偕吾长子以文，又为编定而注解之，爰标其的曰《医林一致》，凡属及门各授一卷，以见不虚一番聚首之情，此外非所意计，庸讵知胡子忠恕之念，油油乎动矣，竟不自觉其誉之失真，作而言曰，是书诚医家之津梁也，和氏之璧焉得独曜于郢，握夜光之珠何得专玩于隋掌，是用梓以寿世，随丐序于余。余闻言惶悚无地，然其喻虽谬，而胡子一片婆然济世之心似不容泯，爰局局者久之日。夫医理甚难言矣，生死存亡，卜于俄顷，毫厘千里，间不容发，所谓玄之又玄，众妙之门，神而明之，存乎其人，所系岂浅鲜哉？故即传之自祖，受之自父，童而习之，髦而穷焉，尤虞不克善其用，神其效。余何人，斯不过啜古人之糟粕，袭前贤之唾余，汇成是集，以表愿学之微忱，并志所验之不爽。浸假而诩诩然，矜为折衷之主，炫为一家之书，不特见笑于大方，抑且自忘其本来面目矣。故发梓者，实成胡子博施之美意，而不欲呈拙者，实吾斯未信之鄙怀也。今历序原委，甚望罪我者之谅而宥之，且质之高明以备参考，或可为行远登高之一助云尔。

时康熙四十二年岁次癸未季春古暨阳骆登高序

序

从来称医者必曰贤宰相，以其能生人也。然窃生人之名而行杀人之事，死者冤矣；行杀人之事而犹予以生人之名，医者亦冤矣。曾少时闻古者不能相愿作医之说，故亦有志于医。及造医者之居，见其方书充栋，医案盈几，条分缕晰，证别秋毫，固非易易事也。加以前贤往哲，各有意见，评长论短，不啻聚讼，使后之学者眩目纷心，莫可宗主。其存诸中者，原非一定之学问，则于临证之际，安得有一定之主张，势必不能以药医病，而将以病试药，则其为杀人之事，要皆由于多岐亡羊之故也。曾不敢以人命为尝试，遂谢而勿学，对人未尝不言学医之难，而以医书无一定之论，为可憾也。己卯之冬，吾表弟胡子予延偶见病者，而药之立见奇效，曾怪而问之。胡子曰："夫有所授之也，吾师恒园骆夫子，因多病而习医，亦因多病而深得乎医之微，于是编辑诸书，博而约之，异者同，百者一，所藏之书不过数百张而止，口诀不过百余言而尽，余习之不过数阅月而至于是。子言学医难而非难，子言书无一定而有定也。"曾犹疑而请示之，乃出夫子所授《医林一致》五卷，阅其前后，靡不总而该、简而明，如烛庭之燎，如照胆之镜者。曾跃然曰："斯可以释吾生平之憾矣！"即欲入夫子之门，而求夫子之教，无如夫子有蔚萝之行。迟至辛巳之春，夫子至自蔚萝，曾乃执贽而请受业焉，夫子以前日之与胡子予延者，亦以与曾。复集诸及门而命之曰："兹编独属草创，伦次未纯，孰能为我先后而编定焉？"阅五月，曾以私所编定者呈教于夫子，夫子大喜，遂以斯为定本，而及门诸兄均以曾为大有功于夫子之门者。夫子亦竟以入室许曾，而曾抚衷自问，兢兢然有不能升堂之悚。盖曾以愚钝之质，加以善忘之资执卷，究拟不敢自弃，勉以勤苦补拙，故亦颇知大概。倘临证施治，其果能有生人之功，不负古贤宰相之称者耶，曾何幸而得如是，审如是亦大幸矣，然必期其如是，而于医之一道庶，可以无遗憾也欤。

康熙癸未岁禊月上浣之日受业丁有曾一名先甲谨序

序

古今有大病二，其一在心，其一在身，身病则危，心病则丧，二者均不可不急医。然上古之时，民气浑穆，心病每不及身病之多，黄农忧之，爰为尝百草以定攻补，辨六脉以决阴阳，而医之以药。降及三代，情伪日开，身病恒不若心病之烈，孔孟忧之，爰为垂四教以化邪僻，全五伦以补天良，而医之以理，理非药，克己药也，药非理，中病理也。理无形，无形之医，人不见其医，故不名医而名儒；药有形，有形之医，人共见其医，故不名儒而名医。要之，心内也，身外也，医身医，医心亦医，均之医也，合外内之道也。黄农非不明理，孔孟非不知药，病类不同，医各有异，是则医固始于黄农，而成于孔孟。黄农、孔孟，儒之圣，医之祖也，后之医家亦可知所从入矣。独奈何不穷理而徒究药，犹欲其入而闭之门，无惑乎？日习医，日远医耳。要非所论于我夫子，我夫子号恒园，缵亭先生五世孙也，道学箕裘，时虞易替，格致诚正之功，至今惕惕，济人利物之怀，自幼拳拳。每于存理之暇，游神于药内外。医固已裕之素矣，然夫子愿以儒自砺，不欲医擅长，故德行之称众，著轩岐之学鲜扬。后以羊角不高，九万之程有待海运，

6

罔炽六月之息，无期遨游燕市，缓卜飞搏尔。时家大人正值司教涿郡，夙仰文名，奉为师表。源也椎鲁天成，蓬心禁锢，及蒙拨以金针，饵以玉屑，遂令顽石点头，茅塞顿开，夫子之善于医心也若此。何期内魔降，而外难集，二竖作祟，瘵疠猖狂，遍觅神良，几难存济，吾夫子恻隐之心沛然莫遏，曰："吾少多病，曾猎三坟，吾徒也，何忍坐视"，按脉立方一剂，而瘵疠箨落。家大人甚奇之，因以十数年腹心之患复恳治焉，不逾旬而盘根拔尽，夫子之善于医身也又若此。源年幼不谨，未免逢人说项，而涿鹿之奇疴怪证，咸请命于夫子，两载之间几至应接不暇。吾夫子胡肯以有用之精神，敝敝焉博取尘垢秕糠之虚名，为爰决去，家大人情难分袂，共抵长安，恳图再至，而吾夫子则固决意不返矣。又未几而声称雷震，争先晋谒辈接踵络绎，甚且名流英俊，愿列门墙者，衣袂相连，挥之不情，心实牵强，因曰："吾避喧而就喧，犹恶湿而居下也。"又当去值，柯公宪衡奉迓课子，假此避自云中，后又著书寄胡子以表无隐。越二年，夫子有归志。路经燕地，以别从游，胡子复坚留，阑发且请，曰："青囊失传，至今余憾，是书奚减青囊，曷可藏诸韫椟。"爰授梓焉，凡属及门多于篇末备书，始终以志不忘失。同门诸友受业在医，获夫子医身之学而戴德，尚与昆仑并懋，源受业在儒，沐夫子医心之教而感恩，奚啻瀚海俱深。即今幸附科名，何莫非夫子昔日呕心滴

7

血之所赐。设无片言点缀，独无愧于心乎。虽长桑之术，未蒙指示，个中无由道其万一。然窃见课儒也，发药以救文风；行医也，据理以瘳厥疾。夫子乎，抑何融会贯通乃尔乎。夫乃恍然曰："黄农盖医中之儒，孔孟实儒中之医，而吾夫子，殆学黄农而师孔孟，儒非儒，而医非医也。"

康熙四十二年岁次癸未季春寒食后三日
受业王启源百拜谨识。
暨阳骆恒园辑著医林一致

门人

金坰条远　阮起蛟石涛　丁有曾象辛　丁有光孔章　严正方国　胡世安文思　王起凤羽长　胡世昌予延　朱桓介清　范广恩敷远　金模奕范　王学圣景素　陶广隆圣孚　朱勋又丹　张霖商雨　胡曰荣德征　鲁康域屈远　章尚恭礼吉　王勋彦英

门孙

张庆元伯伦

男

骆以文来庵　骆以仁去私

同校订

凡　　例

一是书名曰《医林一致》，盖取一致百虑之义也。证有多端，其理则一。扼其要领，则千变万化皆由此出。寥寥数卷，包括无穷，博学君子，谅勿哂其举一而废百也。

一是书乃采取先哲之遗编而总括之，非由予之臆智创见，以自炫其独得之秘也。天地造化，发自前人，吾辈愚蒙，何识之有？述而不作，予固窃闻夫子之教者也。

一先哲遗编，探奥晰微，疑义尽明，但其中不无稍偏之处，后之学者指而摘之，更而正之，益世固多。然亦有好奇之辈，故作聪明，变乱是非，以开千古之疑窦。一人倡之，众人和之，又或群起而非之，聚讼盈庭，使后人眩目纷心，莫知适从。投治错乱，暗中杀人，伊谁之咎？今此编概为删削，免使乱目。

一医书甚多，汗牛难尽，后人遂视学医为畏途。至于学医之人，又因不得要领，窥豹一斑，妄称有得。庸医之误，职是故也。予因多病，经医百辈，其中或优或劣，人不之知而惟予病者知之。遂于病中而得师，得师而得学，学非云博，庶亦免于寡陋之讥。居尝所以为人视疾者，又惟扼其要领以为施治之法，莫不应手而愈。

于是就诊之人日渐繁盛，而予之瘦躯弱质，应酬不支，乃谢绝外人，概不诊视。凡吾亲戚交游，咸过门而唾詈之，曰予："岂不见庸医之误人，惨于利刃矣，坐视其死而不救，子之心安在哉？"予闻之，亦不免为之蹙额难安。遂取生平所集之书而辑成之，共得四十九篇。不敢求多，不敢示异，简而可明，易而可习，庶使后人不以学医为畏途，而误人之庸医或亦可以救正其万一也。

一病有病由，证有证候，不得其由，不审其候，欲无误人不可得也。此书于病由、证候，必细加辨晰，而阴阳、虚实、寒热数端，为极紧要之处，概不敢混沦抹过也。

一每证有方，或出自前人之遗，或得之时人之秘，或则由吾数十年之揣摹经验而新定，一一载于各证之后，使后人易于索摸也。

一是书简而易明，原无俟注解。其中有一二大证，不可不得其所以然者，业已逐一注明。其余不敢多注，以纷阅者之目也。

一书内有辨剥古人讹差之处，此非余之好为非毁前人。盖因习俗讹差，不表而出之，则无以提醒后人，使其触目而惊心也。

一治病不可不知脉理，此固人所共晓。但有是脉即有是证，有是证即有是脉，间有证脉不符者，不过千中之一耳。脉不易知而证易知，故审证尤重于诊脉也。此书证候甚明，可以对证服药。凡乡村偏僻不能延医之处，得是书如得一医，不必以未知脉理，鳃鳃过计也。

一是书之作也，由吾身体瘦弱，不能以医救世，将使好学之人得是书，明是术，代吾以行其救世之心也。若得是书而不加意揣摩，徒贮笼中以供鼠耗，或得是书而秘为己有，惟知为谋利之计，而不以救世为心，是皆大拂吾之初意者也。

目　　录

卷 一

脉 诀

滑伯仁曰："诊脉之道，先调自己气息。男左女右，先以中指取定关位，却下前后二指。初轻候消息之，次中候消息之，又重候消息之。自寸关至尺，逐部寻究。一呼一吸之间，脉行四至为率，闰以太息五至，亦为平脉。其有太过、不及，则为病脉。各以其部断之。"

人之臂长则疏下指，臂短则密下指。三部之内，大小、浮沉、迟数同等，尺寸、阴阳、高下相符，男女左右，强弱相应，四时之脉不相乖戾，名曰平脉。其或一部之内独大、独小，偏疾、偏迟，左右强弱之相反，四时男女之相背，皆病脉也。左脉不和为病在表，为阳，主四肢，右脉不和为病在里，为阴，主腹脏。

察脉须识上下、来去、至止。上者为阳，来者为阳，至者为阳；下者为阴，去者为阴，止者为阴也。上者，自尺部上于寸口，阳生于阴也，下者，自寸口下于尺部，阴生于阳也。来者，自骨肉之分而出于皮肤，气之升也，去者，自皮肤之际而还于骨肉，气之降也。应曰至，息曰止也。

1

从鱼际至高骨，却行一寸，名曰寸口。从肘至尺，曰尺泽，故曰尺。寸后尺前，名曰关。

其来也，自下而上，其去也，自上而下，如日月之轮回，乃为得神，得神之脉，万无一死。

尺寸者，脉之大要会也。从关至尺，是尺内阴之所治也，从关至鱼际，是寸口阳之所治也。

上部法天，主胸以上至头之有疾。中部法人，主膈以下至脐之有疾。下部法地，主脐以下至足之有疾。

浮脉 属阳

浮在皮毛，如水漂木，举之有余，按之不足。

浮脉为阳，其病在表。寸浮，伤风，头疼鼻塞。左关浮者，风在中焦。右关浮者，风痰在膈。尺部得浮，下焦风客，小便不利，大便秘涩。无力表虚，有力表实。浮紧风寒，浮迟中风，浮数风热，浮缓风湿，浮芤失血，浮短气病，浮洪虚热，浮濡气败，浮虚伤暑，浮涩伤血。按浮之为义，如木之浮水面也。浮脉法天，轻清在上之象，于卦属乾，在时为秋，在人属肺。王叔和"举之有余，按之不足"，最合浮脉之义。夫肺脏，职掌秋金天地之气，至秋而降。且金性重而下沉，何以与浮脉相应？不知肺金虽沉，然所主者实阳气也。况处于至高，为五脏六腑之华盖，轻清之用与乾天合德，故与浮脉相应耳。浮为风属木者，以在天为风，在地为木也。浮而盛大为洪，浮而软大为虚，浮而迟细为濡，浮而弦芤为革，浮而无根为散，浮而中空为芤。此皆毫厘疑似

2

之间也。左寸浮，主中风头痛者，盖风主上行，故头痛而眩。右寸浮主伤风，盖肺主皮毛，风伤于肺故头疼、鼻塞、发热、咳嗽、气急也。左关浮，主头风目痛者，风生肝木之证，木实则痛也。右关浮，主伤食霍乱者，盖浮主风属木，今见乎脾土，是木来侮土，故中气虚满、呕吐泻痢也。左尺浮，主肾脏有风，故小便赤涩癃闭。右尺浮，主大便不通，浮为金，金反居下，是母来子位，故为风秘之患也。

久按应指为有力，不堪久按不应指为无力，又曰新病之人最宜浮脉，为其不过表有风邪，若久病之人，断不可得浮脉，为其真阴欲脱，反似回阳也。

沉脉 属阴

沉行筋骨，如水投石，按之有余，举之不足阴虚见浮脉者死，阳虚见沉脉者生。沉脉为阴，其病在里。寸沉，短气，胸痛引胁，或为痰饮，或水与血。关主中寒，因而痛结，或为满闷，吞酸，筋急。尺主持痛，亦主腰膝，阴下湿痒，淋浊，痢泄。

无力里虚，有力里实，沉迟痼冷，沉数内热，沉滑痰饮，沉涩血结，沉弱虚衰，沉牢坚积，沉紧冷疼，沉缓寒湿。

按沉之为义，如石之沉于水底也。沉脉法地，重浊在下之象，在卦为坎，在时为冬，在人属肾，大抵气闭于中，则脉沉于下。故沉为在里，沉而细软为弱脉，沉而弦劲为牢脉，沉而着骨为伏脉。

左寸沉，水克火也，主心中逆冷而痛。左关沉，乃水来木位，气郁于肝，故痛难堪。左尺沉，乃肾家本脉，沉滑无病。右寸沉，金生水也，子来盗气于母，故主寒热相承。右关沉，是水乘土位，土被水侮，故主膈上吞酸。右尺沉，乃水胜火衰，腰脚沉重。大抵沉脉之病，惟洪数以火治，余皆属虚与寒、水与积也。

两寸独沉有力者为固阳，散之即解；无力者为脱阳，补气或愈。

迟脉 属阴

迟脉属阴，象为不及，往来迟慢，三至一息。

迟脉主藏，其病为寒。寸迟，上寒，心痛，停凝。关迟，中寒，癥结，挛筋。尺迟，火衰，溲便不禁，或腰足疝痛牵阴。

有力积痛，无力虚寒。浮迟表冷，沉迟里寒。迟涩血少，迟缓湿寒，迟滑胀满，迟微难安。

按迟之为义，迟滞而不能中和也。脉以一息四至为平和，若一息三至则迟而不及矣。阴性多滞，故阴寒之证，脉必见迟，乃气血为寒所袭而稽迟也。迟而不流利则为涩脉，迟而有歇止则为结脉，迟而浮大且软则为虚脉。至于缓脉，绝不相类，夫缓以脉形之宽纵立名，迟以至数之不及为义。故缓脉四至宽缓和平，迟脉三至迟滞不前，此则二脉之迥别也。左寸迟，乃上焦寒。右寸迟，主气不足。左关迟，乃肝逆，肝逆则恚怒。右关迟，为脾冷，脾冷则食不化也。左尺迟，乃肾脏虚冷。右尺迟，乃三焦停寒，命门火衰也。脉之至数愈迟，则

4

证之阴寒益甚矣。

壮热之人而见迟脉，乃为阴极似阳，不死安待。

数脉 属阳

数脉属阳，象为太过，一息六至，往来越度。

数脉主腑，其病为热。寸数，喘咳，口疮，肺痈。关数，胃热，邪火上攻。尺为相火，遗浊，淋癃。

有力实火，无力虚火。浮数表热，沉数里热。阳数君火，阴数相火。右数火亢，左数阴戕。

按数之为义，躁急而不能中和也。一息六至，岂非越其常度也。火性急速，故阳盛之证，脉来急数也，数而弦急则为紧脉，数而流利则为滑脉，数而有止则为促脉，数而过极则为疾脉，数如豆粒则为动脉也。左寸数，热在心经，口舌生疮，或主咽痛。右寸数，为火克金，主咳嗽气促。左关数，火在肝经，主目痛赤涩。右关数，主脾火盛，乃母为子灾，或谵语发热。左尺数，肾脏有火，或膀胱有热。右尺数，主三焦客热，或命门火邪。

若不辨其有力无力，一见数脉便投以凉剂，是所谓抱薪救火也，又曰久病弱病，遇数则亡。

滑脉 属阳中之阴

滑脉，替替往来，流利盘珠之形，荷露之义。

滑脉为阳，多主痰液。寸滑，咳嗽，胸满，吐逆。关滑，胃热，壅气，伤食。尺滑，病淋，或为痢积，男

5

子溺血，妇人经郁。

浮滑风痰，沉滑痰食，滑数痰火，滑短气塞。滑而浮大，尿涩阴痛；滑而浮散，中风瘫痪；滑而冲和，娠孕可决。

按滑之为言，往来流利而不涩滞也。阴气有余，故脉来流利如水。夫脉者，血之隧也。血盛则脉滑，故肾脉宜之。《内经》言"关脉滑胃热"，《脉诀》言"关脉滑胃寒"，又曰"尺滑血蓄"，又曰："妇人为娠孕"，是《脉诀》大相违戾。盖滑脉为阳中之阴者，以其形兼数也，故为阳，以其形如水也，故为阳中之阴。大抵兼浮者近于阳，兼沉者近于阴也。是以或热、或寒，古无定称。衡之以浮沉，辨之以尺寸尺寸岂可以辨寒热耶？须辨之于迟数、虚实耳，庶无误耳。左寸滑，心经热。右寸滑，咳嗽有痰。左关滑，主气郁或肝热。右关滑，胃寒呕逆。左尺滑，小便涩淋痛。右尺滑，主腹鸣、泄泻。女人尺脉滑，主孕也。

滑脉与动脉相似，而实相悬，滑脉如露在荷盘，和缓流利中绝无所碍，动脉如蝇投蛛网，急躁忙促中有所拘系，终不活泼

涩脉 属阴

涩脉，蹇滞如刀刮竹，迟细而短，三象俱足。

涩为血少，亦主精伤。左寸心痛，或为怔忡。关涩，阴虚，因而中热。右关土虚，左关胁胀。尺涩，遗淋，血利。可决孕为胎病，无孕血竭。涩而坚大为有实热，涩而虚软虚火炎灼。

6

按涩之为言，滞也，不流利、不爽快之义，《内经》曰"参伍不调"，谓其凝滞而至数不和匀也。若极细极软，似有若无，为微脉。浮而且细且软，为濡脉。沉而且细且软，为弱脉。三者之脉，皆指下模糊而不清爽，有似乎涩，而实有分别也。肺之脏，气多血少，故右寸见之为合度。肾之为脏，专司精血，故左尺见之为虚残之候也，不问男女，但尺中涩者，必艰于嗣，正血少精伤之确证也。如怀子而得涩脉，则血不足以养胎。若无孕而得涩脉，将有阴衰髓竭之忧。大抵世间之物，濡润者则滑，枯槁者则涩，故滑为痰饮，涩主阴衰，理固有然也。左寸涩，心血虚。右寸微浮，兼有涩，肺脉本家形。若单涩少神气，是又肺不足也。左关涩，肝虚不能藏血。右关涩，乃脾虚不能理血，主不思食，即食亦不荣肌肤。左尺涩，精伤神不足。右尺涩，下元虚冷，脐下雷鸣。若妇人见涩脉，主娠孕不安，或经漏。若尺脉独见涩形，同代者，死脉也。

左关涩甚，为血枯、血竭，右关涩甚，为脾绝，气绝，咸在不治，必大补气血，或可冀生于千一，至若左尺见之，为精血俱败，死可必矣。

虚脉 属阴

虚合四形，浮大迟软，及其寻按几不可见。

虚主血虚，又主伤暑。左寸心亏，惊悸怔忡；右寸肺亏，自汗气怯；左关肝伤，血不营筋；右关脾寒，食不消化；左尺水衰，腰膝痿痹；右尺火衰，寒证蜂起。

按虚之为义，中空不足之象，专以软而无力得名也。王叔和曰："虚脉，迟大而软，按之豁然空"，此言最为合义，虽不言浮字，而曰按之豁然空，则浮字之义已包含矣。夫虚脉，按之虽软，犹可见也，若散脉，则按之绝无，不可见也。虚之异于濡者，虚则迟大而无力，濡则细小而无力也。虚之异于芤者，虚则愈按而愈软，芤则重按而仍见也。夫脉者，血之隧道，血虚脉斯虚矣，王叔和曰"血虚，脉虚"，而独不言气虚，何也？盖气为阳，主浮分，血为阴，主沉分，今浮分大而沉分空，故独主血虚耳。夫虚脉兼迟，则为寒大。凡证之极虚者，必挟寒，理势然也。故虚脉行于指下，须"益火之原，以消阴翳"可决矣。更有浮取之而且大且数，重按之而豁然如无，此为内真寒而外假热，以附子理中汤冰冷与服，治以内真寒而外假热之剂也。左寸虚，是血少而心气不足。右寸虚，肺痿呼吸少力，以血少阴虚者，肺气焉有独旺乎。左关虚，是肝血少而肝气乏。右关虚，则脾弱胀满不食，即食亦难运化。左尺虚，肾阴不足，遗精溺涩。右尺虚，腰膝痿疼也。

少壮猝病得之为伤暑，余皆以血虚治之可也。

实脉 属阳

实脉，有力长大而坚，应指幅幅，三部皆然。

血实，脉实，火热壅结，左寸心劳，舌强气涌；右寸肺病，呕逆咽疼。左关见实，肝火胁痛；右关见实，中满气疼。左尺见之，便闭腹痛；右尺见之，相火亢逆。

实而且紧,寒积稽留。实而且滑,痰凝为祟。

按实之为义,邪气盛满,坚劲有余之象也。既大矣而且兼长,既长大矣而且有力,而且浮中沉三候皆然,则诸阳之象莫不毕备。见此脉者,必有大邪大热、大积大聚也。若紧脉之与实脉,虽相类而实悬。紧脉弦紧,脉如切绳,而左右弹人手,实脉则且大且长,三候皆有力也。紧脉者,热为寒束,故其象绷急而不舒宽,实脉者,邪为火迫,故其象坚满而不和柔。左寸实,火旺气实,舌强语难。右寸实,肺热金盛,更为目痛。左关实,目赤掉眩,或呕酸。右关实,主脾热中消,或中满腹胀。左尺实,为闭、为癃。右尺实,或癥瘕积聚也。

衰年、久病、虚弱之人得实脉者不治,是脉与证反也。

长脉 属阳

长脉迢迢,首尾俱端直上直下,如循长竿有神为病脉,无神为死脉。

长主有余,气逆火盛。左寸见长,君火为病;右寸见长,满逆为定。左关见长,木实之殃;右关见长,土郁胀闷。左尺见之,奔豚冲竞;右尺见之,相火专令。

按长之为义,首尾相称,往来端直也。然有三部之长,一部之长。在时为春,在卦为震,在人属肝。肝主春生之令,天地之气至此而发舒,故脉象应之而长也。《内经》曰“长则气治”,心脉长者,神强气壮;肾脉长者,蒂固根深,皆言平脉也,主聪明寿永。故知长而和缓,即合春生之气,而为健旺之征。长而硬满,即属火兀之形，而为疾病之应。惟壮如长竿，则直上直下，非若他脉之上下参差，首尾不匀者也。凡实牢弦紧，皆兼乎长，故称长主有余之疾，非无本之说也。

短脉 属阴

短脉，涩小，首尾俱俯，中间突起，不能满部。

短主不及，为证气虚。短居左寸，心神不定；短现右寸，肺虚头痛。短在左关，肝气有伤；短在右关，膈间为殃。左尺短时，少腹必疼；右尺见短，真火不隆。

按短之为象，两头沉下，而中间独浮也。在时为秋，在人属肺。肺应秋金，天地之气至是而收敛，人身一小天，故蓄缩之象相应而短脉见也。《内经》曰"短则气病"，盖以气属阳，主乎充沛，若短脉独见，气衰之确兆也。然肺为主气之脏，偏与短脉相应，则又何说耶？《素问》曰："肺之平脉，厌厌聂聂，如落榆荚"，则短中自有和缓之象，气乃治也，若短而沉且涩，可谓气不病乎？短脉，非两头断绝也，特两头俯而沉下，中间突而浮起，仍自贯通。若关中见短，上不通寸，下不通尺，是阴绝阳绝，必死矣。李时珍曰："长脉属肝，宜于春，短脉属肺，宜于秋，但诊肺肝，则长短自见，故非其时，非其部，即病脉也。"

两关非无短脉，但不可有绝脉，其上下仍自贯通者为短脉，不相贯者，即为绝脉，若云关无短脉，则脉歌之"短在左关，肝气有伤；短在右关，膈间为殃"之说竟成饶舌矣。

洪脉 属阳

洪脉极大，状如洪水，来盛去衰，滔滔满指。

洪为盛满，气壅火亢。左寸洪大，心烦舌破。右寸洪大，胸满气逆。左关见洪，肝木太过。右关见洪，脾土胀热。左尺洪兮，水枯便难。右尺洪兮，龙火燔灼。

按洪之为义，如尧时洪水之洪，喻其盛满之象也。在卦为离，在时为夏，在人属心，时当于夏，天地之气酣满畅遂，脉者得气之先，故应之以洪。洪者，大也，以水喻也。又曰钩者，以木喻也。夏木繁滋，枝叶敷布，重而下垂，故如钩也，应血脉去来之象，钩即是洪，名异实同，《素问》以洪脉为来盛去衰，颇有微旨。大抵洪脉只是根脚阔大，却非坚硬，若使大而坚，则为实脉，而非洪脉矣，大则病进之语，亦因其气方张也。王叔和曰："夏脉洪大而散为平。脉反得沉濡而滑者，是肾乘心水，克火为贼邪，不治。反得大而缓者，是脾乘心，子扶母，为实邪，虽病自愈。反得弦细而长者，是肝乘心，母归子，为虚邪，虽病易治。反得浮涩而短者，是肺乘心，金凌火，为微邪，虽病即瘥。"凡失血下痢，久嗽久病，俱忌洪脉。经曰："形瘦脉大多气者死"，可见形证不与脉相应，均非吉兆。左寸洪则心火盛，而头面燥热。右寸洪是火克金，咳嗽痰涌。左关洪则肝火盛，目赤肿痛。右关洪则脾家热，谵语溃乱。左尺洪，膀胱热，小便难。右尺洪，热客三焦，泻痢失血。

微脉 属阴

微脉，极细而又极软，似有若无，欲绝非绝。

微脉模糊，气血大衰。左寸惊怯，右寸气促。左关寒挛，右关胃冷。左尺得微，髓竭精枯。右尺得微，阳衰命绝。

按微之为言，无也，极细极软。仲景谓"瞥瞥如羹上肥"，状其软而无力也，"萦萦如蛛丝状"，其细而难见也。似有似无，欲绝不绝，斯八字可为微脉传神。轻取之而如无，故曰阳气衰，重按之而欲绝，故曰阴气竭。长病得之，不可救者，谓正气将次绝灭也。卒病得之，犹或可生者，谓邪气不至于深重也。李时珍曰："微主久虚血弱。"阳微则恶寒，阴微则发热真火衰，故恶寒；真水竭，故发热。

非峻补之药难可回生。左寸微，心火虚，则心寒。右寸微浮兼有散，此乃是肺脉。若秋得之，又为平脉。左关微，肝气虚。右关微则脾气不行。左尺微，肾虚寒浊。右尺微，乃命门火衰，阳气将绝也。

细脉 属阴

细直而软，累累萦萦，状如丝线，较显于微细脉，如水中腐丝。

细主气衰、诸虚、劳损。细居左寸，怔忡不寐。细在右寸，呕吐气怯。细入左关，肝阴枯竭。细入右关，胃虚胀满。左尺若细，泄痢遗精。右尺若细，下元

12

冷瘳。

按细之为义，小也，细也，状如丝也。微脉则模糊而难见，细脉则显明而易见细脉长而连，微脉短而断续也，故细比之微，稍稍加大也。王叔和曰："细为血少气衰。有此证则顺，无此证则逆"，故吐利失血，得沉细者生。忧劳过度之人，脉亦多细，为自戕其气血也。春夏之令，少长之人，俱忌细脉，谓其不与时合，不与形合也，秋冬之际，老弱之人，不在禁忌之例。大抵细脉、微脉，俱为阳气衰残，《内经》曰"气主煦之"，非温补何以复其散失之元？每见虚损之人，脉已细而身常热，医不究其元而投以凉剂，何异于恶醉而强酒，遂使真阳散败，饮食不进，上呕下泻，速之死也。然虚劳之脉，细数不可并见。细则气衰，数则血散，气血交穷，短期将至，虽和缓，投治亦无生矣。

濡脉 阴中之阳

濡脉细软，见于浮分，举之乃见，按之即空在浮分为濡，在沉分为弱。

濡主阴虚，髓竭精伤。左寸见濡，健忘惊悸。右寸见濡，腠虚自汗。右关逢之，脾虚湿浸。左关逢之，血不营筋。左尺得濡，精血枯损。右尺得之，火败命乖。

按濡之为名，即软之义也。必在浮候见其细软，若中候、沉候，不可得而见也。王叔和比绵浮水面，李时珍比水上浮沤，皆曲状其随手而没之象。濡脉之浮软，与虚脉相类，但虚脉形大，而濡脉形小也。濡脉之细

13

小，与散脉相类，但散脉从浮大而渐至于沉绝，濡脉从浮小而渐至于不见也。从大而至无者，全凶；从小而至无者，吉凶相半从小而至无者，气血大衰，犹可以大补之剂救之，故吉凶相半，从大而至无者，真阴已竭，几希之阳独浮于外，故不可治。浮主气分，浮举之而可得，气犹未败，沉按之而全无，血已伤残，久病年高者见之，尚未至于绝，为其脉与证合也，平人少壮及暴病者见之，名无根之脉，去死不远矣。

弱脉 属阴

弱脉细小，见于沉分，举之则无，按之乃得。

弱为阳陷，真气衰弱。左寸心虚，惊悸健忘，右寸肺虚，自汗短气。左关木枯，必苦挛急；右关土寒，水谷之疴。左尺弱形，涸流可征。右尺若见，阳衰可验。

按弱之为义，沉而细小之候也。《脉经》曰："弱脉极软而沉细，按之乃得，举手则无"，彰明详尽也。夫浮以候阳，阳主气分，浮取之而如无，则阳气衰微矣。阳气者，所以卫外而为固者也，亦所以运行三焦、腐熟五谷者也。弱脉呈形，而阴霾已极，自非见睍，而阳何以复耶？《素问》曰："脉弱以滑，是有胃气，脉弱以涩，是为久病。然弱堪重按，阴犹未绝，若兼涩象，则气血交败，生气绝矣。"仲景曰："阳陷入阴，当恶寒发热，衰年久病见之犹可，若少壮新病见之，不死安待？"柳氏曰："气虚则脉弱，寸弱阳虚，尺弱阴虚，关弱胃虚。"

14

今人气禀皆薄，弱脉恒多，不可因少壮新病，便决为死证也。

紧脉 阴中之阳

紧脉有力，左右弹人，如绞转索，如切紧绳。

紧主寒邪，亦主诸痛。左寸逢紧，心满急痛。右寸逢紧，伤寒喘嗽。左关、人迎浮紧，伤寒。右关、气口沉紧，伤食。左尺见之脐下，痛极。右尺见之奔豚，疝疾。

浮紧伤寒，沉紧伤食，急而紧者是为遁尸，数而紧者当主鬼击。按紧者绷急而兼绞转之形也，古称"热则筋纵，寒则筋急"，此惟热郁于内而寒束于外，故紧急绞转之象现于脉耳。可见紧之为义，不独纵有挺急，抑且横有转侧也。盖紧脉之挺劲，而与弦脉相类，但比之于弦，有更加挺劲之异，及转如绳索之异也。中恶祟乘之脉而浮紧，是邪方炽而脉无根也，咳嗽虚损之脉而沉紧，是正气虚而邪已痼也，咸在不治。若浮紧，风也，而却之；沉紧，气也，而清之；紧数，火也，而散之；紧迟，食也，而樽①之；紧促，寒也，而温之。治紧之法备矣。

缓脉 属阴

缓脉四至，来往和匀，微风轻飐，初春杨柳。

缓为胃气，不主于病，取其兼见，方可断证。浮缓

---

① 樽：通"撙"，抑止意。

风伤，沉缓寒湿，缓细湿痹，缓涩脾虚，缓弱气虚，缓大风虚。右寸浮缓，风邪所居。左寸涩缓，少阴血虚。左关浮缓，肝风内鼓。右关沉缓，土弱湿侵。左尺缓涩，精宫不及。右尺缓细，阳衰极矣。

缓为胃气，独主伏风，配其本部，方非病躬。

按缓脉以宽缓和舒为义，在卦属坤，在五行属土，在时令为四季之末，在人身为足太阴脾。若阳寸阴尺，上下同等，浮大而软，无有偏胜者，和平之脉也。故曰："缓而和匀，不浮不沉，不大不小，不疾不徐，意思欣欣，悠悠扬扬，难以名状者，此真胃气脉也。"盖土为万物之母，中气调和，则百病不生，故一切脉中，皆须带缓，谓之胃气。若有本脏之脉，无胃气以和之，则真脏脉见，与之短期，又曰："有胃气则生，无胃气则死"，缓之于脉，大矣哉。是故缓脉不主疾病，惟考其兼见之脉，乃可断其为病耳。王叔和曰："脾旺之时，其脉大而缓，名曰平脉"，反得弦细而长者，是肝乘脾，木克土，为贼邪，死不治。若得浮涩而短，是肺乘脾，子扶母，为实邪，虽病自愈。得洪大而散者，是心乘脾，母归子，为虚邪，虽病易治。得沉濡而滑者，是肾乘脾，水凌土，为微邪，病即瘥也。

浮与缓皆属风，然有新伏之殊，新者得之浅，随感随发，受在皮毛，故脉亦浮而上，伏者得之深，感而不即发，渐入筋骨，故脉亦反缓居其位，令本部脉不见形迹，若缓而本部如常，此又平脉，非病脉也。

弦脉 阳中之阴

弦如琴弦，轻虚而滑，端直以长，指下挺然。

弦为肝风，主痛，主疟，主痰，主饮。弦在左寸，心中必痛。弦在右寸，胸及头疼。左关弦兮，痰疟癥瘕；右关弦兮，胃寒膈痛。左尺逢弦，饮在下焦。右尺逢弦，足挛疝痛。

浮弦支饮，沉弦悬饮。弦数多热，弦迟多寒。弦大主虚，弦细拘急。阳弦头痛，阴弦腹疼。单弦饮癖，双弦寒痼。

按弦之为义，如琴弦之挺直而略带长也。在卦为震，在五行属木，在时为春，在脏属肝。经曰："少阳之气，温和软弱，故脉为弦。"岐伯曰："春，肝也，东方木也，万物之所以始生也。"故其脉来轻虚而滑，端直以长，故曰弦。若脉来急而益劲，如张弓弦，此无胃气，曰肝死。弦脉与长脉，皆主春令，但弦为初春之象，阳中之阴，天气犹寒，故如琴弦之端直而挺，然稍带一分之紧急也，长为暮春之象，属于阳者，绝无寒意，故如木干之沿直以长，纯是发生之气象也。戴同父曰："弦而软，其病轻；弦而硬，其病重"，深契《内经》之旨。两关俱弦，谓之双弦，若不能食，为木来克土，土已负也，必不可治。左寸弦，是母来子位，主头痛胸痛。右寸弦，是妻乘夫位，夫不受邪，干于大肠，主咳嗽便闭。左关弦，肝家本脉，原无甚邪。若弦直太过，非风侵目，则气满填胸也。右关弦，是夫乘妻，木克土，主脾虚不食。左尺弦，乃子临母位，为虚邪，主小腹急痛。右尺弦，乃木乘火位，厥阴寒蓄下焦，主阴疝胀痛也。

弦脉虽为阳中之阴，到底阳胜于阴耳，其弦而软，不过阴分不足，故病轻，若兼硬，则真阴已衰，故病重。

动脉 属阳

动无头尾，其形如豆，厥厥动摇，必兼滑数。

动脉主痛，主惊。左寸得动，惊悸可断。右寸得动，自汗无疑。左关若动，惊及拘挛。右关若动，心脾疼痛。左尺见之，亡精为病。右尺见之，龙火奋迅。按动之为义，乃阴阳相搏，厥厥摇动，急数有力得名也。两头俯下，中间突起，与短脉相类。但短脉为阴，不数不硬不滑也；动脉为阳，且数且硬且滑也。关前为阳，关后为阴。仲景曰"阳动则汗"者，指左寸之心，汗为心之液也，右寸之肺，主皮毛而司腠理，故汗出也。阴动则发热者，指左尺见动，为肾水不足，右尺见动，为相火虚炎，故发热也。《素问》曰："妇人手少阴心脉动甚者，为娠子也"，然则手心少阴为左寸也，明矣，而谓独见于关可乎？成无己曰："阴阳相搏，则虚者动"，故阳虚则阳动，阴虚则阴动，以关前为阳，主汗出；关后为阴，主发热，岂不精妥。

阳主动，阴主静，亡精之病，脉当沉伏细弱濡涩，夫滑甚曰动，似乎精血有余，殊不知精血已竭，火来居之，故脉动耳，成无己曰："阴阳相搏，则虚者动"，可为深得动脉之神，阴虚者，得沉伏细弱濡涩犹可治，若得动脉，万无生理。

促脉 属阳

促为急促，数时一止，如趋而蹶，进则必死 止数渐增为进。

促因火亢，亦因物停。左寸见促，心火炎炎。右寸见促，肺鸣咯咯。促现左关，血滞为殃。促居右关，脾宫食滞。左尺逢之，遗滑堪忧。右尺逢之，灼热为定 新病得之生，久病得之死。

按促之为义，于急促之中特见一歇止，为阳盛之象也。黎氏曰："如趋而蹶，徐疾不常"，深得其义。王叔和曰："促脉，来去数时一止，复来亦颇明快。"夫人身之气血，贯注于经脉之间，刻刻流行，绵绵不息。其应于脉之至数者，如鼓应桴，罔或有忒也。脏气乖违，则稽留凝泣，阻其运行之机，因而歇止者，其止为轻，若真元衰惫，则阳弛阴涸，失其揆度之常，因而歇止者，其止为重。然促脉之故，得于脏气乖违者，十之六七，得于真元衰惫者，十之二三。或因气滞，或因血凝，或因痰停食壅，或外因六气，内伤七情，皆能阻遏其运行之机。故虽往来急数之时忽见一止，如止数渐稀，则为病易瘥，止数渐增则为病剧矣。

燕都王湛六以脾泄求治，神疲色瘁，诊得促脉或十四五至得一止，或十七至得一止，李谓其医者曰："法在不治"，医曰："此非代脉，不过促耳"，李曰："是真元败坏，阴阳交穷，而促脉呈形，与稽留凝泣而见促者，不相侔也，"居一月，果殂。

结脉 属阴

结为凝结，迟时一止，徐行而怠，颇得其旨。

结属阴寒，亦由凝积。左寸心寒，疼痛可决。右寸肺金，气寒凝结。左关结，见疝瘕必现。右关结，形痰滞食停。左尺结兮，痿癖之疴。右尺结兮，阴寒为楚。

按结之为义，结而不散，迟滞之中见一止也。譬诸徐行而怠，偶羁一步，可为结脉传神。大凡热则流行，寒则停凝，理势然也。夫阴寒之中且挟凝结，喻如隆冬，天气严肃，流水冰坚也，少火衰弱，中气虚寒，失其乾健之运，则气血痰食互相纠缠，运行之机缄不利，故脉应之而成结也，越人云："结甚则积甚，结微则气微。"浮结者，外有痛积，伏结者，内有积聚，故知结而有力者为积聚。结而无力者，是真气衰弱，违其运化之常，惟一味温补为正治也。

壮年火盛过服寒凉之剂，赖气血方刚，不能伤其胃气，但伤于胃气之所司，使脉终身结而不舒，此又非病脉也。

代脉 属阴

代为禅代，止有常数，不能自还，良久复动。

代主脏衰，危恶之候。脾土败坏，吐利为咎。中寒不食，腹疼难救。两动一止，三四日死，四动一止，六七日死，次第推求，不失经旨。

按代者，禅代之义也，如四时之禅代，不愆其期。结促之止，止无常数，代脉之止，止有常数。结促之止，一止即来，代脉之止，良久方至。《内经》以代脉见为脏气衰微、脾气脱绝之诊，惟伤寒、心悸、怀胎三月，或七情太过，或跌打重伤，及风家、痛家，不忌代脉。滑伯仁曰："无病而羸瘦，脉代者，危候也。有病而气血乍损，只为病脉"，此为暴病者言也，若久病得代脉，而冀其回春，万不可得。《内经》曰："代则气衰"，又曰："代散者死"，夫代脉现而脾土衰，散脉现而肾水绝，二脉交现，必无生理。大抵脉来一息五至，则肺心脾肝肾五脏之气皆足也。故五十动而不止者，合大衍之数，为平脉。若肾气不至，则四十动一止；肝气不至，则三十动而一止；脾气不至，则二十动一止；心气不至，则十动一止；肺气不至，则四五动一止也。

黄桂岩心疼夺食，脉三动一止，良久不能自还，施笠泽曰："五脏之气不至矣"，李士材曰："痛甚者，脉多代"，周梅屋云："老得代脉尚无妨，桂岩年高而胸腹负痛，虽有代脉，不足深虑。"越两旬，痛止脉安，此圆通之妙也。

革脉 阳中之阴

革大弦急，浮取即有，按之乃空，浑如鼓革。

革主表寒，亦属中虚。左寸之革，心血虚痛。右寸之革，金衰气壅。左关遇之，疝瘕为崇。右关遇之，土虚而疼。左尺诊革，精空可必。右尺诊革，殒命为忧。女人得之，半产漏下。

按革脉者，皮革之象也，表邪有余而内则不足，恰如鼓皮，外则绷急，内则空虚也。浮举之而弦大，非绷

21

急之象乎？沉按之而豁然，非中空之象乎？惟表有寒邪，故弦急之象见焉，惟中亏气血，故空虚之象见焉。仲景曰："革脉弦而芤，弦则为寒，芤则为虚。虚寒相搏，此名为革。男子亡血失精，女人半产漏下。"王叔和云："脉三部俱革，长病得之死，卒病得之生。"李时珍曰："此芤弦二脉相合，均主失血之候。"

阴虚之人，一受风邪，其脉多革，此益阴不胜邪，反为邪使，解表乃安。

牢脉 阴中之阳

牢在沉分，大而弦实，浮中二候，了不可得。

牢主坚积，病在乎内。左寸之牢，伏梁为病。右寸之牢，息贲可定。右关见牢，阴寒痞癖。左关见牢，肥气使令。左尺牢形，奔豚为患。右尺牢形，疝瘕痛甚。

按牢有二义，坚固牢实之义，深居在内之义也。故树木以根深为牢，益深入于下者；监狱以囚禁为牢，深藏于内者也。仲景曰："寒则牢固"，又坚固之义也。沈氏曰："似沉似伏，牢之位也。实大弦长，牢之体也。"牢脉所主之证，以其在沉分也，故悉属阴寒；以其形弦实也，故咸为坚积。若夫失血亡精之人，则内虚而当得革脉，乃为正象。若反得牢脉，是脉与证反，则为死也。牢脉实大弦长，才是重按之便满指有力，若伏脉，虽重按之亦不可见，必推筋至骨，乃见其形焉。

外感之证，见牢脉者死，为其卫虚不能外护，风邪得以直达内室，温清补之不可，汗吐下之不能，待毙而已。

散脉 属阴

散脉浮乱，有表无里，中候渐空，按则绝矣。

散为本伤，见则危殆。左寸之散，怔忡不卧。右寸之散，自汗淋漓。左关之散，当有溢饮。右关之散，胀满蛊坏。居于左尺，北方水竭。右尺得之，阳消命绝。按散有二义，自有渐无之象，散乱不整之象也。浮候之，俨然大而成其为脉，及中候之，顿觉无力而减其十之七八，至沉候之，杳然不可得而见矣。渐重渐无，渐轻渐有，明此八字，而散字之义详明矣。柳氏曰："无统纪，无拘束。至数不齐，或来多去少，或去多来少。涣漫不收如杨花散漫之象，不能整齐而严肃也"，戴氏曰："心脉浮大而散，肺脉浮涩而散，皆平脉也。心脉软散为怔忡，肺脉软散为汗出，肝脉软散为溢饮，脾脉软散为胕肿，皆病脉也。肾脉软散，诸病脉代散，皆死脉也。代散为必死者。盖散为肾败之征，代为脾绝之诊，肾脉本沉，而散脉按之不可得见，是先天资始之根本绝也。脾脉主信，而代脉歇至，不愆其期，是后天资生之根本绝也。故二脉独见，为危殆交见，必死也。

散脉见于终病之初，寒热未定，或霍乱吐泻之秋，脉气妄动勿论外，其余皆死脉也。

芤脉 阳中之阴

芤乃草名，绝类慈葱，浮沉俱有，中候独空。
芤脉中空，故主失血。左寸呈芤，心主丧血。右寸呈芤，相传阴亡。芤入左关，肝血不藏。芤现右关，脾血不摄。左尺见芤，便红为咎。右尺见芤，火炎精漏。

按芤之为义，如以指候葱。浮按之，着上面之葱皮，中候之，正当葱之空处，沉按之，又着下面之葱皮，以审察，则芤脉之义始明。戴同父曰："营行脉中，脉以血为形，芤脉中空，脱血之象。若云两头有，中间无，则是上下之脉，划然中断而成，阴绝阳绝之诊矣"，王叔和曰："三部脉芤，长病得之生，卒病得之死"，然暴失血者，脉多芤，而谓卒病得之死者可乎？人言男子见芤，其寿不长；妊娠见芤，其胎必落。然而妇人经行，产后下血，脉亦见芤。可见芤之为证，乃损真血，非去恶血也。故凡见芤者，治宜补血为先，而后凉血治血也。

芤之为脉，其状如葱，不过中空而已，非若革散之有浮无沉，又非若伏牢之有沉无浮，其往来、上下、至止，从无他异，长病得之，不过血虚，故生。夫肝为血脏，筋亦属肝，卒病得之乃精血枯竭，而筋亦遂空，是名筋绝，故死，至于暴病失血，并行经、产后下血等证，其芤不过一部二部，断无两手三部皆芤之理，叔和之论，无可再议也。

伏脉 属阴

伏为隐伏，更下于沉，推筋着骨始得其形。

伏脉为阴，受病入深。伏犯左寸，血郁之愆。伏于右寸，气郁之殃。左关值伏，肝血在腹。右关值伏，寒凝水谷。左尺伏，见疝瘕可验。右尺伏藏，少火消亡。

24

按伏之为义，隐伏而不见之谓也。浮中二候，绝无影响，虽至沉候，亦不可见，必推筋至骨，方始得见耳。故其主病，多在沉阴之分，隐深之地，非轻浅之剂所能破其藩垣也。在伤寒，以一手脉伏为单伏，而两手脉伏为双伏，不可以阳证见阴脉为例，火邪内郁，不得发越，乃阳极似阴。故脉伏者，必有大汗而解。正如久旱将雨，六合阴晦，一回雨后，庶物咸苏也。又有阴证伤寒，先有伏阴在内，而外复感冒寒邪，阴气壮盛，阳气衰微，四肢厥逆，六脉沉伏，须投姜附及灸关元，阳乃复回，脉乃复出。若太溪、冲阳皆无脉者，必死。凡伏脉，不可发汗，为其非表脉也，亦为其将自有汗也。

疾脉 属阳

疾为急疾，数之至极，七至八至，脉流薄疾。

疾为阳疾，阴气欲竭。脉号离经，虚魂将绝。渐进渐疾，且夕殒灭。左寸居疾，勿戢自焚。右寸居疾，金被火乘。左关疾也，肝阴已极。右关疾也，脾阴消竭。左尺见疾，涸辙难濡。右尺疾耶，赫曦过极。按六至以上，脉有两称，或名曰疾，或名曰极，总是急速之形，数之甚者也。是惟伤寒热极，方见此脉，非他疾所恒有。若劳瘵虚败者，亦或有之。则阴髓下竭，阳光上炎，有日无月，决其必死。阴阳易病者，脉常七八至，号为离经，是亦死也。若孕妇将产，亦得离经之脉，此又非以七八至得名，如昨日浮今日沉，昨大今小，昨迟今数，昨滑今涩，但离于平素经脉之常，即为离经。大都常人，一息四至，若疾而极，必至喘促声嘶，仅呼吸于胸中数寸之间，而不能达于根蒂。真阴极于下，孤阳亢于上，而气之短已极矣。夫人之生死由于气，气之聚散由于血，凡残喘之尚延者，只凭此一线之气未绝耳。一息八至之候，则气已欲脱，而犹冀以草木之味，生之何怪乎？其不相及也。

惟疟证初起，寒热未定，不忌疾脉并怪脉，余皆不宜。

脏腑脉位

左寸　浮小肠腑　沉心脏

左关　浮胆腑　沉肝脏

左尺　浮膀胱腑　沉肾脏

右寸　浮大肠腑　沉肺脏

右关　浮胃腑　沉脾脏

右尺　浮三焦腑　沉命门脏

浮中沉三候

浮以取腑，中取胃气，沉以取脏。

五脏本脉

心脉浮大而散，肺脉浮涩而短，肝脉沉而弦长，肾脉沉石而濡，脾脉和而且缓，命门沉石而大。

真脏脉

肝病则脉弦，弦而劲急，如刀刃，真肝脉见也，庚日笃，辛日死。

心病则脉洪，洪而如鼓躁，如带钩，真心脉见也，壬日笃，癸日死。

脾病则脉软，软而不鼓，如水流，真脾脉见也，甲日笃，乙日死。

肺病则脉涩，涩而轻短，如吹毛，真肺脉见也，丙日笃，丁日死。

肾病则脉实，实而搏击，如雀啄，真肾脉见也，戊日笃，己日死。

其有过期者，仓公所谓能食也。

四时之脉

春弦，夏洪即钩，秋毛短涩，冬石即沉。缓为胃气，四时皆集。

岁脉不可再见

四时之脉，随令而见，此为平也。如春宜弦，而得洪脉者，至夏必死；得涩脉者，至秋必死；得石脉者，至冬必死。为真脏之气先泄也，其象先见于非时，当其时不能再见矣。

诊贵提纲

脉者，气血之先，阴阳之兆，贵得其纲领而挈提之也。左手为阳，右手为阴；关前为阳，关后为阴；浮取为阳，沉取为阴；数躁为阳，迟慢为阴；有力为阳，无

27

力为阴；长大为阳，短小为阴，明乎此，而脉之大端已在是矣。故曰约而言之，只浮沉迟数，已见其梗概；博而言之，虽二十八字，未尽其精详。经曰："知其要者，一言而终；不知其要，流散无穷"，此之谓也。

从证不从脉

脉浮为表，治宜汗之，此其常也，而亦有宜下者焉，仲景云"若脉浮大，心下硬有热，属脏者攻之，不令发汗"是也。脉沉为里，治宜下之，此其常也，而亦有宜汗者焉，少阴病始得之，反发热而脉沉者，麻黄附子细辛汤微汗之是也。脉促为阳，当用葛根芩连清之矣，若脉促厥冷，为虚脱，非灸非温不可，此又非促，为阳盛之脉也。脉迟为寒，当用干姜附子温之矣，若阳明脉迟不恶寒，身体濈濈汗出，则用大承气汤，此又非迟，为阴寒之脉矣。四者皆从证不从脉也，世有切脉而不问证者，其失可胜言哉？

从脉不从证

表证汗之，此其常也，仲景曰："病发热头痛，脉反沉，身体疼痛，当救其里，用四逆汤"，此从脉之沉也。里证下之，此其常也，日晡发热者，属阳明，脉浮虚者，宜发汗，用桂枝汤，此从脉之浮也。结胸证俱，常以大小陷胸汤下之矣，脉浮大者，不可下，下之即死，是宜从脉而治其表也。身疼痛者，常以桂枝麻黄汤汗之矣，然尺中迟者，不可汗，以营血不足故也，是宜

28

从脉而调其营矣。此皆从脉不从证也，世有问证而忽脉者，得非仲景之罪人乎？

因形气以定诊

逐脉审察者，一成之规也，随人变通者，圆机之士也。肥盛之人，气居于表，六脉常带浮洪。瘦小之人，气敛于中，六脉常带沉数。性急之人，五至方为平脉。性缓之人，四至便作热医。身长之人，下指宜疏；身短之人，下指宜密。北方之人，每见强实；南方之人，恒多软弱。少壮之脉多大，年老之脉多虚，酒后之脉常数，饭后之脉常洪，远行之脉必疾，久饥之脉必空，室女尼姑多濡弱，婴儿之脉常七至。经曰："形气相得者生，三五不调者死"，其可不察于此乎？

形肉已脱，九候虽调犹死

此岐伯欲人以脉合形也。盖形肉者，脾之所主，脾土为万物之母。观其形肉脱，则知脾土坏于内，而根本丧矣，九候虽调，犹不免于死，形可以勿视乎哉？望闻问切，以望为首也。

脉无根

无根有二说，一以尺中为根，一以沉候为根。有根则生，无根则死。

寸尺脉分经络

寸部者，经脉之应也，尺部者，络脉之应也。寸部热满，尺部寒涩，此络气不足，经气有余也，秋冬死，春夏生。寸部寒涩，尺部热满，此经气不足，络气有余也，春夏死，秋冬生。

冲阳

冲阳者，胃脉也，在足跗上五寸，骨间动脉上去，陷谷三寸跗，足面也。盖土者，万物之母，冲阳不衰，胃气犹在，病虽危，尚可生也。然于旺中又忌弦急，弦急者，肝脉也，若见此脉，为木来克土，谓之贼邪不治。

太溪

太溪者，肾脉也，在足内踝后跟骨上，动脉陷中即足跗后两旁圆骨，俗名孤拐骨。盖水也，天一之元，太溪不衰，肾犹未绝，病虽危，尚可生也。

太冲

太冲者，肝脉也，在足大指本节后二寸，陷中。盖肝者，东方木也，生物之始，此脉不衰，则生生之机尚可望也。女人专以此为主。

奇经八脉

冲脉在脑之风府。带脉在腰。阴维在顶前一寸三

30

分。阳维在顶后一寸。任脉起马口，上至承浆。督脉起马口下穴，上背至龈交。阳跷在闾尾后第二节。阴跷在闾尾前阴囊下。

伤 寒 门

伤寒一证，自仲景而后，罔知措手者，其故何也？大抵皆由于书旨之未悉，辨证之未明耳。余尝博取古人之书而读之，乃知能发伤寒之奥者，惟有《内经》，能探伤寒之赜者，惟有仲景。然而《内经》之论，惟言表里；仲景之文，半遭火劫，不合而观之，伤寒之变化不能尽也，不分而别之，伤寒之疑似不能辨也。盖《内经》之所谓三阳经者，表证也，三阳之所经，在于躯壳，故名曰表，所谓三阴经者，里证也，三阴之所经，皆由中州，故名曰里，谓之经者，经管、经由之义也，经病者，非本部自病也。《内经》之所谓三阴经，仲景统名之曰正阳明者，以三阴必从阳明经过也。而其中太阴、少阴、厥阴，各经有各经之病，不无分别，故又名之曰某阴经证。而于本部自病者，则曰某阴证，而不曰经，其不曰经而曰某阴证者，方指本部自病者而言之，以补《内经》之所未备也。故于可下者，必曰某阴经，于可补者，必曰某阴，不甚彰明较著欤。又于太阳、阳明之中，辨其中风、伤寒；于正阳明之中，而兼太阳者，曰太阳；阳明兼少阳者，曰少阳。阳明于阴阳相似

31

者，辨其阴极似阳，阳极似阴。辨证既明，则建功捷于影响。知在经者，病在标也；自病者，病在本也。在标者，攻其邪以安其正；在本者，补其正而扶其标。故在标者可汗、可下，而在本者宜温、宜补也。若夫太阴之腹满咽干，少阴之口燥舌干而渴，厥阴之烦满囊缩，三阴之标本皆同，最难分辨。然其腹之实与不实，大便之泄与不泄，小便之赤与不赤，身热之猛与不猛，再观其鼻中息粗息微，饮水喜冷喜热，面色之枯槁润泽，手足之寒热温凉，证之虚实，脉之迟数，所现之证，纤悉难逃。由是而定其表里阴阳，则大纲既得，任其变幻不常，俱可一望而知。经曰："得①其要者，一言而终"，其在斯乎。后人目睹轩岐之术，口读仲景之书，惮于深求，辄轻著作，言愈多，而理愈晦。臆见诬人，颠覆是证者，盖已久矣。不知仲景之遗书，虽未尽传，然三百九十七法，一百一十三方，其于伤寒之大纲，尚未失也。独是所辑之编，皆由当时记忆，意则仲景之意，而言非仲景之言。伦次不纯，繁简失宜，故读其书而不能会其意者，比比皆是也。余由数十年之揣摩，少得其旨，而不忍独秘其传，于是散者合之，烦者约之，条分而缕晰之，胪列于下，未必无少补云。

太阳经病属膀胱，身壮热风寒结于外，则热固于内，不得宣越故也，头项痛，腰脊强太阳经脉覆于巅背之表，联于风府，

---

① 得：《内经》中作"知"。

从头项下肩髃，夹脊抵腰中，故其病如此。此经分三条：风伤于卫，有汗恶风，其脉浮缓，名曰中风，以桂枝汤散之卫在肺之下，肺主气，下有翳膜一层，以护气者，曰卫，盖气属阳，风亦属阳，故风伤卫而不伤营，从其类也，卫为风邪所居，反驱正气于外，故有汗伤风者，恶风，恶风者，见风则恶，密室中则不恶也；寒伤于营，无汗恶寒，其脉浮紧，名曰伤寒，以麻黄汤汗之营在肝之下，肝藏血，下有翳膜一层以聚血者，曰营，盖血属阴，寒亦属阴，故寒伤营而不伤卫，亦从其类也，血因寒而凝，故无汗伤寒者，恶寒，恶寒者，不见风亦恶寒，身虽热不欲去衣被；风寒兼受，营卫两伤，无汗恶寒而烦躁，其脉浮缓，名曰中风伤寒，以大青龙汤汗而清之风伤于卫者，宜有汗，又因寒伤于营，血凝于肌肤之间，汗欲出而不得出，遂至阴阳相薄而烦躁，脉为中风之脉，证为伤寒之证，故曰中风伤寒，汤名大青龙者，取东方春令发生之义也。上三条皆冬月之治法也伤寒皆由冬月感冒风寒，而发病之时则又有迟速不同者，如火伏于灰烬之下，不扬之则不炎也，然冬月受邪，即于冬月而发，犹其感之浅者，故冬月伤寒，则有冬月之治法，即《内经》之所谓"必先岁气，毋伐天和，不得概为施治"也，若春得之，名曰温证，夏得之，名曰热证，皆以羌活冲和汤解之。今余新定一方，名曰三阳生泰汤，治春夏秋三时太阳经之伤寒，捷如桴鼓，即冬月伤寒，无汗而身弱，不宜轻用麻黄者，则亦以生泰汤主之得谓发病之时，非受病之时也，病受于冬月，虽有中风、伤寒之异，至春则化而为温，至夏则化而为热，盖亦因乎时也，不言秋者，同乎夏也。此经不解，必传阳明矣以下治法，四时同方。

阳明经病属胃，目疼鼻干胃脉夹鼻，络于目，故其病目疼鼻干，不得卧胃气上则窹，下则寐，胃病则气逆而不下，故不得卧，或微恶寒此邪气尚未深入也，或不恶寒反恶热传至阳明，则风寒皆化而为热，故不恶寒反恶热，脉洪大洪大者，胃之本脉，胃经病，故六脉皆洪大也。此经分二条：能食者，名曰中风；不能食者，名曰伤寒风主动，动能化物，故能食，寒主静，静不能化物，故不能食也。皆以升麻葛根汤清之不能食者，须加消食之品。甚者或潮热胃有实热则发潮热，潮热者，如潮水之潮，往来不失时也，盖气血流行于脏腑，各有其时，譬如子时在胆，而阳明受邪，适逢子时，则阳明之热即伤乎胆，次日至子，气血复注，而热又生，故成潮热，自汗热气所蒸也，谵语胃热乘心，神识昏冒，故发谵语，发渴热耗津液，求助于水也，大便闭热伤血分也，揭去衣被恶热之情状也，手扬足掷热散于四肢也，狂乱热毒在胃，并于心而使神魂失守也，皆以白虎汤清之汤名白虎，取西方秋令清凉之义也。若头汗出，脐颈而还，或小便不利而渴者，必将发黄，亦以白虎汤清之。既发者，以茵陈五苓散解之。胃脉更洪大而数者，必将发斑，以升麻葛根汤清之。今余新定一方，名桃柳遇春汤，治发斑更良，未发者即发，已发者即散发黄发斑，总属胃中湿热也，热蒸其湿，湿气上腾则发黄，里实表虚，湿热旁溢则发斑，发黄者，伤于气，故古方治发黄，初起多用五苓散以利水，发斑者，伤于血，故古方治发斑，瘥后必用四物汤以补血。此经不解，则传少阳。

少阳经病属胆，胸胁痛而耳聋胆脉循胁，络于耳，故胸胁痛而耳聋，口苦胆汁上溢也，咽干甲火逼干其津液也，胁下鞭满鞭者，其形如鞭也，少阳在半表半里，故里证见而鞭满，胁属少阳，故鞭满必在胁下，干呕雷火上冲也，不能食胆木克胃土也，往来寒热邪在阴则寒，在阳则热，在半表半里，故寒热俱见，脉弦细弦乃左关之本脉，胆病，故六脉皆弦细也，以小柴胡汤解之。如表证未除，里证又急者，以大柴胡汤解而下之里证又急，谓胁下鞕满更甚也。过此不解，则传于里，仲景名曰正阳明，即《内经》之所谓三阴经也。盖阳明者，胃也，中州之官，三阴之总经也，故《内经》名之曰三阴经。正阳明证，腹满咽干此太阴经也，太阴脉布胃中，络于咽，故腹痛而咽干、口燥舌干而渴此少阴经也，少阴脉贯肾，络于肺，系舌本，故口燥舌干而渴、烦满囊缩此厥阴经也，厥阴脉，循阴器而络于肝，故烦满缩囊，缩但里证，传至厥阴见囊缩者，不可轻下，须斟酌之、不大便热伤血分也、脉沉实病在里而热壅结也，如痞满而不痛曰痞，痞者，汁沫凝聚也、满胀痛曰满，满者，邪气胀急也、燥大便欲出而不得出曰燥，燥者，热伤血分也、实腹硬有物曰实，实者，邪与食火凝结也四证皆俱，三焦俱伤，宜大承气汤下之。但见痞、燥、实三证，邪在中焦，宜调胃承气汤下之，不用枳、朴，恐伤上焦之气也虽曰中焦实，兼下焦而言。但见痞、实二证，邪在上焦，宜小承气汤下之，不用芒硝，恐伤下焦之血也里证在上焦者，宜吐不宜下，今有实之一证，是兼下焦之邪也，故可下。少腹急少腹乃肝经所属，故蓄血必在少腹也、大便黑，小便自利血病而气不病也、如狂血蓄于下，则热攻于上，热入血室，故如狂，喜忘气清则神明，血凝滞，则浊于清气，故喜忘，此蓄血证也，宜桃仁承气汤下之。病在膈上，多痰有涎病在膈上，上气充塞胃中饮食为火，所蒸其汁沫不能腾达而上出，遂化为痰涎矣、及汗下后头痛、虚烦、懊㤅者不当汗而汗之，则正气散于外，而邪反结于内，不当下而下之，则正气虚于下，而邪反结于上，故令头痛、虚烦、懊㤅

35

也，以瓜蒂散吐之。吐后不解，则又以淡豆豉汤微吐之。是证之中，如兼一二分太阳者，名曰太阳阳明，先汗散而后下。兼一二分少阳者，名曰少阳阳明，先和解而后下。过此不已，甚有变三阴者。

三阴者，太阴脾，少阴肾，厥阴肝也此则三阴本脏自病，非经病也，故无经字。其候身静阴主静，气短少息阳衰也，目不了了阴气昏也，鼻中呼不出，吸不入呼出者，心肺主之；吸入者，肝肾主之，不出不入，寒聚于脏也，水浆不入无火不能化物，又因寒上冲而拒物也，或口吐白沫，或流冷涎痰乃至阴所化，寒则不能化为痰矣，故成涎沫，脾虚不能约束津液，故涎沫自出也，面如刀割寒气凝于面，如冬月寒气逼人而面痛也，色青黑，或战栗引衣蜷卧寒主收引，或喜向壁卧阴不敌阳也，闭目不欲见人，鼻气自冷内冷则所出亦冷，唇口不红，或白，或青，或紫阳微不能上升也，指甲青紫，手足冷阳气不能交接于四末也，遍身按之无大热阴盛则阳衰也，若阴重者，冷透手阴重则阳脱，小便清白或淡黄，大便不实火衰不能燥物也，或二便不禁肾虚不能收摄也，甚者利不止以上乃三阴之所同，以下则言其所别。若无头痛而但有身热头痛乃太阳之证，传至太阴，故无头痛也，腹痛寒聚于腹也，呕吐寒气上冲也，不欲寐胃不安则卧不宁也，脉来沉迟者，太阴证也。若无头痛而但有微热阴渐重，热渐微，口渴肾为阴邪所居，邪气盛则正气衰，故口渴，但阴证口渴，虽饮沸水，犹嫌不热也，内寒欲卧肾虚而胃气下袭也，或下利清谷，脉来沉细而无力者，少阴证也。若身不热而有头痛头为诸阳之首，阴极犯阳故痛，心中痛肝连心，肝木受病，不能生其心火，寒在肝而逼于心，故令痛也，或呕哕胃有物故吐，肝无物故但呕哕，饥不欲食，食则吐蛔木克土也，四肢厥冷，囊缩，脉来沉细而欲绝者，厥阴证也厥阴脉循阴器而络于肝，故厥阴病则囊缩，鹤皋①曰"寒主收引，阴盛则囊缩，热主施张，阳盛则囊纵"，若心中痛，不欲食，吐蛔，厥逆，遇囊缩者，不治。纵之太阴、少阴有身热而无头痛，厥阴有头痛而无身热。若身热而又头痛者，阳经之证也。若伤寒初起，无头痛身热，即见三阴之证者，此所谓直中三阴也。

阴毒，肾本虚寒，或伤冷物，或感寒邪，或汗散吐下后，变成阴毒汗散吐下，得其宜则邪随之而出，若不得其宜，则邪不出而反结于内，变成阴毒也，头痛肾虚不能摄膀胱之火也，经曰"头痛巅疾，下虚上实"是也，腹中绞痛寒，聚于腹内也，眼睛痛睛属肾，肾水竭，故睛痛也，身体倦怠而不甚热倦怠者，阴主静也，不甚热者，阴盛阳衰也，四肢逆冷阳气不能交接于四末也，额上、手背有冷汗额上、手背，皆阳位，阴盛则阳虚，故有冷汗也，恍惚虚寒之极，神不守舍，所谓阴气昏也，身痛如被杖血凝于肌肤之间也，虚汗不止阴盛于内，阳失守也，郑声妄言而声低曰郑声，虚极不能养神也，呕逆寒气上冲也，六脉沉微邪气盛则正气衰也，五日可治，六七日不可治也六七日不可治者，如一日肾脏自病，二日则传于心，三日心传于肺，四日肺传于肝，五日肝传于脾，即经所谓"受于所不胜，传于所胜"也，六日则脾复归于肾，七日肾又传心，而心不受则死矣，故不可治也，阳毒传府。

阴证似阳者，烦躁，面赤身热，咽痛烦渴，诸证悉

---

① 鹤皋：即吴崑，明代医家。

似阳象诸证二字所该者广，不特以上数端已也，惟手足冷手足冷不可作准，盖阳证似阴，手足亦冷，四逆有阴厥，亦有阳厥也，所以辨别阴阳，全在喜冷喜热、欲衣不欲衣、指甲红黑、大便闭泄、小便清赤数端，百无一失也，大便泄，小便清，昏沉多眠阴主静也，或身热而反欲得衣，口不渴，即渴亦不欲饮冷，指甲黑之为别耳，此阴盛于内，真阳失守也。

戴阳证，身半以上，其热如火，面赤如狂，惟两足如冰，脉寸盛尺衰，或表数里迟，此阳衰于下，阴往凑之也。凡此之证，皆阴证也，总以理中汤补之，甚者四逆汤或附子理中汤加肉桂，温而补之四证用方皆同，惟戴阳证，引加葱白。

此外又有阳证。阳证者，身动阳主动也，气高而喘气高者，阳能助阳也，喘者，热干胃口也，目睛了了阳气明也，呼吸能往来阳盛则脏气旺也，口鼻气热内热则所出亦热也，面赤唇红阳主升也，口干舌燥热耗津液也，谵语妄言而声高曰谵语，能饮凉水，身轻如常火助之也，小便赤热入膀胱也，大便闭热伤血分也，指甲红，手足温热散四肢也。

阳毒，邪热深重，失汗、失下，或误服热药，热毒散漫，舌卷焦黑舌卷者，舌燥华池而筋急也，黑者，火极似水，反兼胜己之化也，鼻中如烟煤热气所蒸也，咽喉痛甚邪乘之也，身面锦斑热甚伤血，红筋牵漫如锦，非与发斑同，狂言较谵语尤甚者是，直走直者，阳之性也，踰垣上屋热极使然也，登高而歌热极而歌，所以舒泄其热气也，弃衣而走伤热者，恶热也，或口噤咬牙热极生风也，见鬼神神不守舍也，吐血、衄血火上炎也，药入即吐火拒之也，脉洪大滑促，五日可治，六七日

38

不可治也。

阳证似阴者，手足厥冷，烦闷昏迷，诸候悉似阴象，惟大便闭，小便赤，昏迷却不眠，身寒却不欲衣，口渴且欲饮冷，指甲红厥，时面温，脉沉滑或沉数之为别耳。此阳极于内，真阴失守也。

覆阴证，身半以上，其冷如冰，面白或黑，惟两足如火，脉寸衰尺盛，或表迟里数，此阴衰于下，阳往凑之也。凡此之证，皆阳证也，总以犀角地黄汤清之，甚者犀角大黄汤清而下之。

此外又有刚痉、柔痉。刚痉、柔痉者，乃太阳中风，重感寒湿而致也。大发湿家汗，则成痉湿家宜利水，而不宜汗，经曰："夺汗者亡血"，盖肝经藏血而司筋，血亡筋虚，风即乘之而成痉。新产血虚，汗出经风亦成痉即血亡筋虚之意。伤寒头痛汗出而呕，若汗之必发痉呕，乃少阳胆经之病，盖胆为肝之府，肝司筋，若汗之则伤筋，风乘之而成痉。经曰"身热足冷足属阴，血虚故冷，头项强急风寒伤经络之经，则所过但痛而已，未至于强，风寒伤筋骨之筋，则所过筋急强直而成痉，恶寒血虚者多恶寒，头热面赤高巅之上，惟风可到，风上则火上也，背反张，口噤筋急也，脉沉细沉主寒，细属肝，如发痫状"是也俗名羊癫病。若先受风，复感寒，无汗恶寒，为刚痉先受风，复感寒，即前之风寒，兼受营卫两伤也，但彼烦躁而此不烦躁者，彼病于经而此病于筋也；先受风，复感湿，有汗恶风，曰柔痉感寒无汗，而感湿有汗者，盖汗本湿也。仰面开目，口燥渴，为阳；合面闭目，口中和，为阴，阳痉易治，阴痉难治。通用小续命汤刚痉去附子，柔痉去麻黄。闭目合面，

39

附子防风汤。胸满口噤，卧不着席，咬牙挛急，大承气汤以其带有里证也。

此外又有狐惑。狐惑者，失汗所致当汗不汗为失汗，盖湿热者，虫之天地也，病在太阳而失汗，则传阳明而为热，自不得出，则郁于内而为湿，故令虫生也。食少胃空，虫啮五脏因胃病而食少，因食少而胃空，虫不得食，故食五脏，故唇口生疮，虫啮其脏，则上唇生疮为狐，虫啮其肛，则下唇生疮为惑。其候齿燥齿属肾，齿燥者，胃伤而传于所胜也，声哑声出于心而响在肺，胃伤不能养肺，母虚子虚也，恶食虫既食脏，则惯于食脏而恶食也，面色乍赤乍白乍黑赤白黑者，心肺肾之色也，盖心为脾之母，肺为脾之子，肾则脾之所胜也，胃乃脾之府，故胃伤则虫食心肺肾，而各脏之色见矣，舌上白胎，唇黑凡腹内有异物则唇黑，今有虫，故黑，四肢沉重脾主四肢，胃伤故四肢沉重而无力，喜眠阳明经病不得卧，此亦胃病而又喜眠，何也？盖彼系邪盛而实，则胃气上而不下，故不得卧，此因胃空而虚，则因气下而不上，故喜眠也，宜黄连犀角汤。声哑，桃仁汤。另以雄黄锐散为膏，纳谷道中，以杀虫。

此外又有蛔厥。蛔厥者，胃中虚冷，食即吐蛔也。以理中汤或四逆汤加乌梅而温补之。吐蛔而渴者，理中汤加生大黄、蜂蜜，补而下之胃虽冷，而大肠之邪尚在，下之乃所以驱邪救津也。

此外又有百合病。百合病者，似寒无寒，似热无热二无字，不可作非字看，盖无者，从病者之心而言，非者，从外证而言，似同而实异也，欲食不食，欲卧不卧，欲行不行，默默不知所苦，如见鬼状，小便赤，此病后失调，攻下非法，故有此病攻下非法，致营卫错乱，阴阳颠倒，而神不守舍也。通用小柴胡汤加百合、知母、粳米、干姜。一月不解而渴，用百合一斤，水二十碗，渍一宿，煮热浴身。

此外则又有阴阳易。阴阳易，男病新瘥，女与之交，曰阳易；女病新瘥，男与之交，曰阴易所云阴阳易者，乃病者复病，非不病者受病也，易者，谓以彼病易此病，故其复病之证状，与前病不同也，即女劳复也。证状体重少气，少腹里急，或绞痛，引阴中拘挛，或阴肿，卵缩入腹，热上冲，通太阳肾虚，不能摄膀胱之火也，头重不欲举，眼中生花，膝胫拘急，妇人腰胯重，连腹内掣痛，痛引阴中，或舌吐，用烧裈散取妇人裈裆近隐处，剪烧灰，水调方寸匕，日三服，女病用男裤。新瘥后大虚，因交复作垂死者，用独参汤，必以两计，调烧裈散多有用参至一二斤而愈者。古用猳鼠粪汤。

此外又有结胸。结胸者，病发于表而反下之，热入里而作结胸。按之则痛，小结胸也，以小陷胸汤下之。不按亦痛，大结胸也，以大陷胸汤下之。懊侬烦渴，实热结胸也，以三黄泻心汤清而下之。小腹满，小便自利，血结胸也，以抵当汤下之。饮水不散，中有水声，或心下满而头汗出，水结胸也，以小半夏茯苓汤散之。用陷胸等药不效者，以枳实理中丸下之。烦乱欲死，宜水渍法凝雪汤渍布薄胸中，以热除为度。又有于表解里热之时，过食冷物而成寒实结胸者，则以三物白散治之必无热证者方是。

此外又有脾约。脾约者，仲景云"趺阳脉浮而涩，浮则胃气强，涩则小便数，浮涩相搏，大便为难，其脾为约。"喻嘉言曰："约者，省约也，脾气过强，将三五日胃中所受之谷，省约为一二弹丸而出，全是脾土过燥，致令肠胃中之津液日渐枯槁，所以大便为难也，用麻仁丸润之。"若患太阳伤寒，原无下例，但其人素惯脾约者，即邪未入阳明而胃已先实，迨邪入阳明，不患胃之不实，但患无津液以奉，其邪立至枯槁，故仲景大变太阳禁下之例，而另立麻仁丸一法以润下之，不比一时暂结者，可以汤药荡涤之耳。若必俟经尽方下，百无一生矣。

此外又有合病、并病。合病者，两经或三经齐病而不传盖阳与阳合，非阳与阴合也，如太阳与阳明合病，太阳与少阳合病，阳明与少阳合病，皆是也。并病者，一经先病未尽，又过一经之传是也。合病者，轻重而合治之；并病者，先后而分治之桂枝麻黄汤分主太阳之表，葛根汤总主阳明之表，小柴胡汤总主少阳之表，合病、并病，当随其邪之多寡以施治可也，若三阳并见者，则以白虎汤主之。

此外又有两感。两感者，日传二经，阴阳俱病也。表里不可并攻，阴阳难同一法，必死之证也人之一身，气血为主，解表则伤气，攻里则伤血，气伤而血不伤，血尚可以生气；血伤而气不伤，气尚可以生血，若表里夹攻，则气血俱伤，生路绝矣，是以必死无疑。然东垣曰："气实而感之浅者，犹或可治，大羌活汤。"

此外又有过经不解。过经不解者，伤寒十三日，身热头痛者，名曰过经不解。先服小柴胡汤，继用调胃承

42

气汤下之。

以上各经治法，一见表证无汗者，汗之；有汗者，散之；热者，清之；邪在半表半里者，解之；表证未除，里证又急者，解而下之。一见里证在上焦者，吐之；中下二焦者，下之；阴证，则温而补之，虚者补之；阳证，则清之。伤寒虽繁剧之证，以汗、散、吐、下、解、温、清、补八法，得以尽之。陶节庵曰："得其要领，易于拾芥"，此之谓也世人泥于《内经》"未满三日可汗，满三日可下"之说，遂有里证已见而不下，表邪未解而即下者，误人不浅，《正理》论云："脉大浮数在表可汗，脉实沉数在里可下，"故日数虽多，有表证者必汗；日数虽少，有里证者必下，但当以表里为辨，不可以日数拘也。

观舌法

邪在表者，舌上无胎邪热伤津则成胎，胎者，煮海为盐之象也，津乃阴分所司，邪在表者，津未伤，故无胎。半表半里，白胎而滑半表半里，津虽伤而未涸，故虽白而尚滑。传里则白而干燥传里则津涸矣，故干燥。热深则黄枯则黄。热极则黑焦则黑。舌纯黑有二种，皆死证也。有火极似水者，为热极反兼胜己之化也，脉证必热，大承气汤。有水来克火者，为寒极水临火位也。脉证必寒，附子理中汤。舌燥欲饮水数升者，人参白虎汤。舌卷者，舌燥华池而筋急也。

辨证

腹满

胸腹满为邪气，小腹满为有物。

腹痛

阳邪痛者，其痛不常；阴寒痛者，痛无休歇。按而痛甚为实，按而痛减为虚。

咽痛少阴证也。

不可汗，不可下，以甘桔汤解之咽痛者，邪乘之也，热结于咽中，若汗下之，则热不能去而正气反伤矣，故只宜解之。

战慄身动曰战，鼓颔曰慄。

表证战慄者，邪欲解也，阴证战慄，及慄而不战，阴盛阳虚也，姜附四逆汤。

渴

渴有二种，或因热耗津液，或因汗下过多。渴而喜饮冷为实热，不喜饮冷为虚寒。不渴亦为寒。而无热欲饮而不渴，内有停水也。太阳经证，若渴者，名曰传本，不复传他脏矣。

口燥咽干引饮曰渴，不引饮曰燥干。

少阴经病二三日，口燥咽干者，宜亟下之，大承气汤盖少阴之脉，系舌本，故口燥舌干，舌既干则咽无不干矣。

发狂

发狂者，热毒在胃，并于心，神志不定而然也。未得汗者，以葶苈苦酒汤大汗之。汗多而狂者，以《金匮》引风汤①下之。身热口渴而狂者，以黄连解毒汤清之，甚者大承气汤下之。汗吐下后，身热口渴而狂者，虚而亡津也，以人参白虎汤加辰砂，以救其津液上津，下液。小腹满而痛，小便自利而狂者，蓄血也，以抵当汤下之。

谵语郑声

谵语郑声，似同而异。谵语者，胃热乘心，神识昏冒，妄言不休，声高，脉实，数数更端。郑声者，声低脉微，只将一事一语郑重谆复。实则谵语，虚则郑声虚寒极，则郑声作甚至发狂，郑声者，虚胜于寒，虚则不能养神也，发狂者，寒胜于虚，寒极拒阳于外也，盖神乃倚阳而居，阳出而神随之。下利谵语，必有燥屎，承气汤。谵语而小便自利，大便实，小腹满，手不可近，为瘀血，抵当汤。妇人伤寒，经水适来，热入血室而作谵语，小柴胡汤，或刺期门穴在乳下，对乳头动处。其余谵语，总属胃热。有汗者下之，调胃承气汤；无汗者清之，白虎汤。郑声者，必补之，理中汤或附子理中汤。

自利

太阳与阳明合病，自利为邪热在表也，葛根汤。太阳与少阳合病，自利为邪热在半表半里也，黄芩汤。阳明与少阳合病，自利为邪热在里也，承气汤。自利而渴喜饮热者，属少阴，理中汤。喜饮冷者，属少阴②经，

---

① 引风汤：考《金匮要略》，当是"风引汤"。

② 少阴：观文意，恐为"阳明"之谈。

白虎汤。自利不渴，属太阴，理中汤_{太阴不渴者，脾土本湿}也。脐下热者，名协热自利，白头翁汤。下利脓血者，桃花汤。自利清谷者，四逆汤。自利，腹寒，手足冷者，附子理中汤_{总之各经合病，自有各经应服之药，病愈而利自除，可不必以治利为汲汲也}。

瘛疭

热极生风，风主动，故瘛疭。瘛则筋急而缩，疭则筋缓而伸_{风行至节，则筋急而缩，过节则筋缓而伸}。或缩或伸，动而不定，以防风通圣散或牛蒡根汤散之。

动气

脐之左右上下，筑筑跳动，名曰动气。随脏所主，此脏气不调也，以保命四气散散之。

厥_{四肢冷，谓之四逆，即名为厥也}。

脉沉迟，指甲青，面冷，为阴厥，寒也。脉沉滑，指甲红，面温，为阳厥，热也。经曰："诸四逆者，不可下。"总之阳气不能交接于四末，令四肢冷而不温，以成阴厥。阳气盛于内，拒阴于四末，令四肢冷而不温，以成阳厥。

吐血衄血

吐血，责之腑；衄血，责之经。求其实，则皆炎上之火也，法总宜清。惟吐血而紫黑成块，口不渴，小便清，脉迟细者，为虚寒，理中汤加丹皮_{吐血责之腑，专为伤寒吐血而言也，若虚证吐血，则责之脏矣，伤寒吐血而紫黑成块者，乃一时寒气所逼，故为虚寒，若虚证吐血而紫黑成块，乃积渐而致，又为瘀血也}。

小便不利

仲景曰："小便不利，气病也。大便不通，血病也。"小便不利，大便乍难乍易身微热，有燥屎也，承气汤下之。

小便自利

发黄，小便当不利，今反自利，其人如狂者，蓄血也，抵当丸。热而小腹满，小便当不利，今反自利，蓄血也，抵当汤或抵当丸。

二便俱利

二便俱利而脉沉迟，胃中虚寒也，四逆汤。

发斑

热甚伤血，里实表虚，发为斑也。红者，火也；白者，虚也；紫黑者，热极也，九死一生。五色者，胃败也，死不治。

漱口不欲咽此阳明经证也。

阳明身热头痛阳明经病而太阳之证尚未除也，脉微热病脉宜洪，今反微者，热闭之也，漱水不欲咽，热也，必发衄盖血聚于内则作热，故欲漱水，然血属水，水本湿，故不欲咽也，犀角地黄汤。不止，茅花汤。外证无寒热，漱水不欲咽，此蓄血也，必发狂，桃仁承气汤，甚者抵当汤。

邪

邪在上焦则作满，邪在下焦则作胀，胃中实则作潮热，阳乘于心则狂，热干胃口则喘。

痰

伤寒，胸中多痰，便是实证。

四肢热

阴在内，拒阳于外，能令手足不冷而反热。

摘陶氏十法

发狂难制，以醋炭气入鼻即定，方可察其阴阳。初病起，头痛发热，传里时，热极发狂，当下之。初病起，头不痛，身微热，面赤烦躁，欲坐卧凉水中，阴极似阳，当温之。须察脉来有力无力，此为良法。

腹中痛甚，将凉水一碗与病人饮之，其痛稍减者，属热，当凉之。凉之不愈，渴而大便实者，下之。若小腹痛，大便黑，小便利，身目黄者，蓄血也，行血药下之。若饮水痛增者，属寒，当温之。须察脉来有力无力，此为良法。

寒证脉伏，或吐泻，脱而无脉，以姜汁好酒各半盏，与病人服，脉出者生，不出者死。更覆手取之而无脉则绝矣。

舌上有胎，不拘何色，用井水浸青布拭净后，用生姜浸水刮之。或以薄荷为末，入蜜少许，刷牙擦之。若发黄者，生姜渣周身擦之即退。

鼻衄不止，山栀炒黑为末，吹入鼻内，外用湿草纸搭于鼻冲，其血自止。

热邪传里，服药后，将盐炒麸皮一升绢包，于病人腹上熨之，药气得热则行，大便易通。

吐血不止，韭汁磨墨呷之，如无韭汁，鸡子清亦可。赤属火，黑属水，有相制之理也。

阴毒昏不知人，四肢如冰，唇青甲黑，药不得入。

48

将葱一握束缚，切去根叶，留白三寸如饼。先将麝香半分，填于脐内，后加葱饼于上，以火熨之，烂即易。约三饼后，稍醒，先灌姜汁，后服姜附汤。如不醒，再灸关元穴脐下二寸五分三十壮。不醒者必死。

热邪亢极，用黄连一两，煎水一碗放井中，待冷浸青布，搭胸上。稍热即易，热稍减即止。夏月方用此法。

服药即吐者，将生姜汁半盏热饮，吐即止。大抵寒药热服，热药冷服，中和之剂温服。

发汗用火法

北方严寒，汗不易出，以火烧地，布桃叶柏叶亦可设席，置病人于上，即汗出。或用醋炒香附，热熨脐背，汗即出。或置火于床下，或艾灸关元穴。

用水法

伤寒思饮水，为欲愈，若不与，则不愈，若恣与，则水停，宜以新汲水少与之，待再思再与。热甚者，置病人于水中，或浸手足，或漱口。若表未解，及阴证似阳者，忌之。

可汗

头项痛，腰脊强，遍身疼痛，肢节拘急，发热无汗，恶寒，脉浮数或浮紧，皆可汗。若汗后不解，仍然发热，脉浮者，须再汗之。

不可汗

无表证者不可汗。脉沉不可汗。尺脉迟不可汗。脉微弱者，虽恶寒，亦不可汗。诸动气者，不可汗。淋家不可汗。亡血虚家不可汗。厥者不可汗。汗家不可重汗。太阳与少阳并病，头项强痛，或眩冒、心下痞，不可汗。脉弦细，属少阳，虽头痛而热，不可汗。

可吐

病在膈上者，可吐。寸口脉大，胸满多痰有涎者，可吐。汗下后，头痛虚烦懊侬者，可吐。

不可吐

脉虚不可吐。厥逆者不可吐。膈上寒，干呕者宜温，不可吐。

可下

汗后不解，邪传胃府者，可下。潮热腹痛，脉实者，可下。阳明多汗，谵语，有燥粪者，可下。潮热，手足腋下汗出，谵语者，可下。吐后腹满者可下。凡脐腹硬，或痛不可按者，可下。下后不解，脐腹硬痛者，可再下。结胸，脉不浮，可下。少阴病，下利清水色者，心下必痛，口干者，可下。太阳证，热结膀胱，小便不利，小腹急结，其人如狂者，蓄血也，可下。阳明证，其人喜忘，大便黑，必有瘀血，可下。阳明无汗，小便不利，可下。

不可下

表未解者不可下。腹胀可按，按而减者，不可下。诸虚者不可下。阳微者不可下。咽中闭塞者不可下。诸脏动气者不可下。小便清白者不可下。阳明病，面赤，心下虽鞕满，不可下。

50

死候

阳证见阴脉者死。阴阳毒过五日者死。脉浮而滑，身汗如油，水浆不入，喘息不休，身体不仁者死。咳逆上气，脉散者死。阳反独留，体如烟熏，直视摇头者，心绝。汗出发润而喘，肺绝。唇吻反青，四肢汗出，肝绝。环口黧黑，虚寒发黄，脾绝。脉紧盛，汗出不解者死。尺寸俱虚，热不止者死。身热喘急，脉阳而躁者死。大发湿家汗则成痉，热而痉者死。发少阳汗则谵语，发少阴汗则动血，谓之下厥上竭者死。发动气汗者死。发风温汗者死。发湿温汗，曰重暍死。汗后不为汗衰，谓之阴阳交错者死。不得汗者死。发热脉躁疾，狂言不能食，谓之三死。咳逆不止者死。脏结者死_{结胸证，}舌有白胎也。舌卷囊缩者死。脉代者死。少阴吐利，烦躁四逆者死。胸证①悉俱，烦躁者死。发厥至七八日，肤冷而躁，无时暂安，曰脏厥死。少阳与阳明合病，脉长大而弦，曰负死。阴阳易病，头重眼花，四肢拘急，小腹绞痛，离经脉见者死。厥而下利，当不能食，反能食者，除中死。少阴病，厥逆无脉，与白通猪胆汤，脉暴出者死。脉阴阳俱虚，热不止者死。七八日以上，大发热者死。

脉候

浮涩而紧为伤寒。浮而紧者，表实可汗。浮而缓

---

① 胸证：恐为"结胸证"之误。

弱，表虚宜救。沉数或疾滑或沉实，里实可下。沉细微软，里虚可温。中候而数，为胃实，中候而迟，为胃虚。寸口沉细无力，为阳中伏阴。尺部沉数有力，为阴中伏阳。寸部有力为重阳。尺部有力为重阴。寸脉无力为脱阳。尺脉无力为脱阴。寸脉弱者忌吐。尺脉弱者忌下。纯弦之脉，名曰"负死脉"也。阴证见阳脉者生浮、数、动、滑、大。阳证见阴脉者死沉、涩、弱、弦、微、结、促、涩、缓、紧、迟、芤、散、代、革。

伤寒门方

桂枝汤治太阳中风，头痛发热，汗出恶风，脉来浮缓。

桂枝二钱　赤芍二钱　甘草一钱　加生姜五片　枣三枚

麻黄汤治太阳伤寒，头痛发热，身疼腰痛，骨节不利，恶寒无汗而喘，脉来浮紧。

麻黄二钱去节根　桂枝一钱　甘草五分　杏仁八粒去皮尖炒　生姜三片　大枣二枚

葛根汤太阳病，项背强，无汗恶寒，名曰刚痉。

葛根四钱　麻黄三钱去根节　芍药二钱炒　桂枝二钱洗净　甘草一钱炒　生姜三片　大枣二枚

小青龙汤治表不解，心下有水气，干呕，或咳，或噎，或喘。

麻黄二钱　桂枝二钱　芍药二钱　半夏一钱　五味子十四粒炒　细辛一钱匕　甘草五分　干姜二钱

大青龙汤治太阳中风，伤寒头痛，发热无汗，烦躁。

麻黄三钱去根节　桂枝一钱　甘草三钱　杏仁五枚去皮尖　石膏三钱　大枣二枚　生姜二钱

升麻葛根汤治阳明目痛，鼻干，不眠，无汗，恶寒发热，及发斑、疫疠通用。

升麻　葛根　芍药炒　甘草各等分

白虎汤治阳明伤寒，不恶寒，反恶热，有汗，作渴烦喝，脉长大。

石膏五钱忌铁器研　知母三钱去浮皮　甘草一钱　粳米一撮

小柴胡汤治邪在少阳，寒热往来，胁痛口苦，脉弦。

柴胡二钱　黄芩一钱炒　人参一钱　半夏一钱　甘草五分　生姜三片　大枣一枚

胸中烦而不呕，去半夏、人参，加瓜蒌根。

若腹中痛者，去黄芩加芍药。若胁下痞鞭，去大枣，加牡蛎。若心下悸，小便不利者，去黄芩，加茯苓。若不渴，外有微热，去人参，加桂枝，温服取微汗。若咳者，去人参、大枣、生姜，加五味子、干姜。

大柴胡汤治邪入里，表证未除，里证又急，身热不恶寒，反恶热，大便闭，亦宜此。

柴胡一钱二分　黄芩一钱　芍药一钱　半夏八分　大黄七分　枳实五分　生姜三片　大枣一枚

调胃承气汤治正阳明证，其大便闭，谵语，脉实，专泻中焦之瘀热。

大黄六钱酒洗　芒硝四钱另冲服　甘草一钱

小承气汤治正阳明腹胀满，潮热，狂言而喘，专泻上焦之瘀热。

大黄四钱　厚朴二钱炒　枳实二钱麸炒

53

大承气汤治正阳明痞满燥实，脉实，烦渴，口燥咽干，潮热。

大黄一两　芒硝八钱另冲服　厚朴四钱　枳实二钱麸炒

一少阴属肾水，病则口燥舌干而渴，乃热邪内炎，肾水将绝，宜急下之，以救将绝之水。

一腹胀不大便，土胜水也，宜急下之。

一阳明属土，汗出热盛，急下之以存津液。

一腹满痛者为土实，急当下之。

一热病目不明，热不已者，死。此肾水将竭，不能照物，则已危矣，须急下之。

此皆大承气证也。若病未危急，而早下之，或虽危急，而下药过多，则又有寒中之患。寒中者，急温以理中汤。

桃仁承气汤治小腹急，大便黑，小便利，其人如狂，有蓄血也。

大黄二钱五分　桃仁十粒，双仁勿用，去皮尖　甘草五分芒硝一钱五分另冲服　桂枝一钱妊娠用炒，内寒者改用肉桂

小陷胸汤治小结胸，伤寒下之早，热结胸中，按之则痛。

黄连一钱五分　半夏二钱　瓜蒌实二钱

大陷胸汤治伤寒下之早，从心下至少腹硬满而痛不可近。

大黄三钱　芒硝三钱　甘遂二分

半夏泻心汤即甘草泻心汤，治伤寒下之早，胸满而不痛者，为痞。

半夏二钱　黄连五分　人参一钱　甘草一钱　黄芩一钱干姜一钱　大枣二枚

附子泻心汤治伤寒心下痞，汗出而恶寒。

54

附子四钱　大黄三钱酒浸　黄连三钱炒　黄芩三钱炒

生姜泻心汤治伤寒中风，医反下之，其人下利，日数十行，谷不化，腹中雷鸣，心下痞硬而满，干呕心烦不得安。

生姜二钱　甘草五分炙　人参一钱　黄芩一钱　半夏二钱　黄连五分　干姜一钱　大枣二枚

十枣汤治伤寒表证已去，其人濈濈汗出，心下痞硬，胁痛，干呕，短气，不恶寒者，此邪热内蓄而有伏饮也。

芫花二分五厘研末　甘遂二分五厘研末　大戟二分五厘研末　大枣十枚煎汤送上药末

三物白散治寒实结胸，无热证者。

桔梗三分　贝母三分　巴豆一钱炒黑

大陷胸丸治伤寒结胸，项强如柔痓状。

大黄八两酒浸　葶苈半升炒　杏仁半升去皮尖　芒硝半升　甘遂一钱　白蜜二合

为丸，每服五钱，甚者一二两。

抵当汤治伤寒不结胸，发狂，少腹鞕满，小便自利，脉沉结者，以太阳随经，瘀热在里而有瘀血也。

水蛭十枚炒褐色　虻虫十枚去翅足炒　大黄八钱　桃仁十粒，双仁勿用，去皮尖

仲景又以此方治漱水不欲咽，然必外证无寒热者，方可用之，若身热头痛，脉微而漱水不欲咽，此又宜用犀角地黄等汤之候，非抵当之所宜也。

栀子豉汤治汗、吐、下后，虚烦不得眠，心中懊憹，大下后，身热不去，心中痛。

栀子十四炒　香豉五钱

瓜蒂散伤寒，胸中多痰，头痛者，以此方吐之，亡血、虚家，俱禁用。

苦瓜蒂炒　赤小豆各等分均为末　香豉一合

以香豉煎浓去渣，和散一钱服，不吐再加。

文蛤散治病在阳，反澉以水，热反攻于内，寒更益坚，欲饮水而不渴。

文蛤为末，方寸匕。

五苓散治伤寒小便不利而渴。

猪苓一钱　泽泻一钱　白术一钱　茯苓一钱　肉桂五分

均为末，白汤送下。

猪苓汤治少阴下利，兼治呕而渴，心烦不得眠，热在下焦，小便不利。

猪苓　滑石　泽泻　茯苓　阿胶各一钱五分

茵陈蒿汤治头汗出，渴饮水浆，小便不利，必将发黄。

茵陈蒿三钱　栀子三枚　大黄二钱酒浸

甘桔汤治少阴咽痛。

桔梗三钱　甘草二钱

小建中汤一治腹中急痛，一治伤寒三四日，心悸而烦，一治少阴恶寒，手足蜷而湿。

桂枝一钱腹中急痛用肉　甘草一钱　生姜一钱　胶饴即饴糖三匙　大枣一枚　芍药二钱

黄芪建中汤治伤寒身痛，汗后身痛，脉来迟弱。

黄芪一钱五分　白芍二钱炒　肉桂一钱　甘草六分　姜五片　枣二枚

黄芩汤治太阳与少阳合病，挟热自利。

56

黄芩三钱　芍药一钱　甘草一钱　大枣二枚

黄连汤治胸中有热而欲呕，胃中有寒而作痛，腹满而痛，大便闭，欲呕者是也。

黄连一钱炒　干姜一钱炒　桂枝五分炒　甘草五分　人参五分　半夏五分　大枣一枚

炙甘草汤治脉结代，心动悸。

甘草二钱炙　桂枝一钱炒　生姜一钱五分　生地四钱人参一钱　阿胶一钱　麦冬二钱　麻仁一钱五分　大枣二枚

茯苓甘草汤治水气乘心，心下动悸。

茯苓三钱　桂枝二钱　甘草一钱　生姜三钱

茯苓桂枝甘草大枣汤治汗后脐下悸，欲作奔豚。

茯苓三钱　桂枝二钱　甘草一钱　大枣二枚

用甘澜水煎取河水之清者，于缸内横放一木，将水取起，扬于木上千次，名甘澜水。

真武汤治发汗过多，其人心下悸，头晕身瞤，振振欲擗地，一治阴证脉沉身痛，一治少阴腹痛，小便不利。

附子三钱制　生姜五钱　白术一钱　茯苓二钱　芍药二钱

理中汤治太阴自利，不渴，寒多而呕，腹痛，鸭溏，霍乱，此太阴真寒也。

人参　白术　炮姜　甘草炙

吴茱萸汤一治阳明食谷欲呕，一治少阴犯真寒吐利，手足厥冷，烦躁欲死，一治厥阴干呕，吐沫，头痛。

吴茱萸三钱　生姜三钱　人参一钱　大枣一枚

白通汤治少阴下利。

葱白二茎　附子三钱　炮干姜一钱五分

白通汤加人尿猪胆汁治少阴下利，脉微，与白通汤而利不止，厥逆无脉，干呕而烦，服此汤，脉暴出者死，微续者生。

葱白二茎　附子三钱　炮干姜一钱五分　猪胆汁半合
人尿二合半

附子汤一治少阴口中和，背恶寒，一治少阴身体痛，手足寒，骨节痛，而脉沉。

附子生用二钱　茯苓一钱　芍药一钱　人参一钱　白术一钱

四逆汤治太阴自利，不渴，阴证，脉沉，身痛与厥逆下利，脉不至。

生附子三钱　甘草一钱五分　干姜一钱五分

煎成凉服。

干姜黄连黄芩人参汤治误吐下，寒气内格，食入口即吐。

炮干姜　炒黄连　炒黄芩　人参各二钱

当归四逆汤伤寒脉滑而数者，里有热也，白虎汤主之，手足厥寒，脉细欲绝者，当归四逆汤主之。

当归一钱　桂枝一钱　芍药一钱　细辛一钱　甘草七分
通草七分　大枣三枚

若其人内有久寒者，当归四逆汤加吴茱萸、生姜主之。

桂枝加芍药汤治本太阳病，反下之，因而腹满时痛者，属太阴也。

桂枝二钱　赤芍四钱　甘草五分　生姜三片　大枣一枚

桂枝加大黄汤治表证未罢，因误下而大实痛。

58

桂枝汤加生大黄二钱

桂枝加附子汤一治太阳病，发汗遂漏不止，恶风，小便难，四肢微急，难以屈伸，一治风湿相搏，身体痛烦，不能转侧。

桂枝汤加附子二钱

麻黄附子细辛汤治少阴病始得之，反发热，脉沉。

麻黄二钱去根节　细辛二钱去土　附子一钱

黄连阿胶汤治少阴病，心烦不得卧，一治温毒，下利脓血。

黄连二钱去毛炒　阿胶一钱五分蚌粉炒　黄芩一钱　芍药一钱　鸡子黄一枚生用

将药熬成，去渣，入鸡子黄服。

桃花汤治少阴病，下利便脓血，一治下利温青。

赤石脂五两三钱，一半煎用一半为末用　粳米三合　干姜三钱

将上药煎好去渣，入赤石脂末方寸匕，日三服，愈止服。

白头翁汤治热利下重而渴，即协热自利。

白头翁　黄柏　黄连　秦皮各一钱五分

四逆散治少阴四逆。

甘草炙　枳实炒　柴胡　芍药炒各一钱五分

研为细末，清汤下。

赤石脂禹余粮汤治下后痞而利不止，病在下焦。

赤石脂一斤　禹余粮一斤

旋覆代赭石汤治发汗若吐若下，解后心下痞硬，噫气不除。

旋覆花二钱　甘草二钱　代赭石一钱　人参一钱二分半夏三钱　生姜一钱五分　大枣二枚

葛根芩连汤 太阳证，反下之，利遂不止，表证尚在，喘而汗出。

葛根五钱　黄芩一钱五分　甘草一钱五分　黄连二钱

脾约丸 伤寒瘥后，胃强脾弱，约束津液，不得四布，但输膀胱，致小便数而大便难者，主此方以通肠润燥。

麻仁四合　芍药二两　枳实二两　厚朴四两　大黄四两酒浸　杏仁四两去皮尖

蜜丸，每服四钱。

竹叶石膏汤 一治伤寒瘥后虚赢少气，气逆欲吐，一治阳明汗多而渴，衄而渴欲饮水，水入即吐，瘥后渴。

竹叶十四片　石膏三钱　麦冬一钱　人参一钱　甘草四分　半夏八分　粳米一撮　姜汁一匙

乌梅丸 治胃虚脏寒，得食而呕，蛔从上出。

乌梅七十五枚　细辛一两五钱　附子一两五钱　人参一两五钱　黄柏一两五钱　干姜一两五钱　桂枝一两五钱　黄连四两　蜀椒十两，去目及闭者　当归一两

米饮为丸，桐子大，每服二十丸。

烧裈散 治阴阳易。

裈当取隐处者，烧灰方寸匕，水和服。男取女者，女取男者。日三服。

枳实栀子豆豉大黄汤 治伤寒新瘥后，食复。

枳实一钱　栀子二钱　豆豉五钱　大黄二钱

蜜煎导法 自汗，大便秘者，此法治之。

白蜜二合

煎之作挺长如指许，纳便道中，病人以手急抱，欲

大便时去之。加皂角末、炒盐各五分更速。

猪胆导法 阳明自汗，小便反利，屎虽硬，不可攻者，宜行此法。

大猪胆一枚，入醋少许，取竹管五寸许，以一头入胆，一头纳入谷道中，挤汁灌入肛内，顷当大便出。

搐鼻法 湿家鼻塞头疼，宜行此法。

苦瓜蒂不拘多少，为末，令病人噙水一口，将此药搐一字二分五厘为一字入鼻中，出黄水愈。

阴毒薰法 阴毒逆冷囊缩者，此法行之。

大豆三升，先于净桶内置热醋三升，旋扶病人坐桶上蒸。少时再将豆炒极热，倾桶中，又蒸之有顷，囊下，却与阴证药服。

葱熨法 阴毒四肢逆冷，腹痛暴绝者，此法主之。

以索缠葱白如臂大，切去根并青，留白二寸许。先以火炙热一面，以着病人脐中，上用熨斗熨之，令热葱气入腹内。更作三四饼，坏则易之。若病人醒，手足温，有汗即瘥，否则不治。行此法，更当以四逆汤之类温之。

灸法 阴毒手足厥冷，不省人事者，宜用灸法。

用干艾叶揉熟，去灰作艾炷。取脐下一寸五分名气海，二寸丹田，三寸关元，灸五十壮至二三百壮，以手足渐温，人事稍苏为可治。

水渍法 阳毒渐深，脉洪大，内外结热，舌卷焦黑，鼻如烟煤。

叠青布数层，新水渍之，稍挼去水，搭于患人胸中，须臾蒸热，又以别渍冷布易之。频换新水，热稍

61

退，可进阳毒药。

灸少阴法少阴吐利，手足不冷，反发热，脉不至者，此法行之。

少阴即太溪穴也，在两足内踝，后跟骨上，动脉陷中，灸七壮。

接汗法汗不得出者，以此法行之。

姜、葱各半斤煎汤一斛，倾大盆中，用小板一块，横架盆上，令患人坐卧其上蒸之，外以席被围定，露其口鼻，外可进发汗药。

扑粉汗出过多不止，以此粉扑之。

龙骨　牡蛎　糯米各等分

为细末，遍身扑之。

刺期门治妇人热入血室，胁下满如结胸状，谵语，以此刺之。

期门，穴名，妇人屈乳头向下尽处是穴，乳小者以一指为率，陷中有动脉。刺之令病人吸五吸，停针良久出针。

大羌活汤治伤寒两感。

羌活　独活　防风　苍术　防己　白术　黄连　黄芩　细辛　川芎　甘草　知母各三钱　生地一两

黄连犀角汤治狐惑。

犀角三钱磨　黄连二钱　乌梅四枚　木香三分磨

水盅半，将黄连、乌梅煎八分，入犀角、木香汁，匀服。

黄连解毒汤治大热，干呕谵语，呻吟不眠。

黄连二钱　黄芩一钱　黄柏一钱　栀子一钱炒

62

升麻汤治无汗而喘，小便不利而烦渴。

升麻一钱　苍术一钱　麦冬一钱　麻黄一钱去根节　黄芩七分　大青七分　石膏二钱　淡竹叶十四片

升麻六物汤治赤斑，口疮赤烂。

升麻一钱五分　栀子一钱五分　大青一钱　杏仁一钱去皮尖　黄芩一钱　葱白三茎

阳毒升麻汤治阳毒赤斑，狂言，吐脓血。

升麻一钱五分　犀角磨　射干　黄芩　人参　甘草多寡随证量用

熬成入犀角汁服。

茵陈四逆汤治阴黄，四肢厥冷。

茵陈一钱　甘草一钱五分炙　附子一钱　干姜一钱五分炮

小半夏汤治水结胸。

半夏四钱　白茯苓二钱五分

入姜汁，热服。

芍药甘草附子汤治汗、下后恶寒。

芍药　甘草　附子各二钱

霹雳散治阴盛隔阳，身冷脉浮，烦躁欲水。

附子一枚炮，用冷灰埋之，取出细研　真腊茶一钱，入附子内同研

分二服，每服水一盏，煎六分，入蜜一匙，冷服。

正阳散治阴毒面青，四肢厥冷。

干姜五分　附子一钱　甘草五分　麝一分　皂荚一分

为细末，水煎服。

百合地黄汤治百合病。

百合七枚　生地黄汁一盏

先以水洗百合，渍一宿，洗去白沫，别以水二盏，煎取一盏，入地黄汁一沸，分二服。

犀角地黄汤治衄后脉微发狂，发黄失汗，成瘀血，大便黑，漱水不欲咽。

犀角一钱镑　生地黄四钱　丹皮一钱　芍药一钱

冲和汤即九味羌活汤，治伤寒两感，春分后代桂枝汤、麻黄汤用。

羌活一钱　防风一钱　苍术一钱　甘草一钱五分　白芷一钱五分　川芎一钱五分　生地一钱五分　黄芩一钱五分　细辛七分　姜三片　枣一枚

热服取汗。有汗者，去苍术，加白术。渴加葛根、石膏。

牛蒡根汤汗不流，是汗出时盖覆不密，故腰背手足搐搦，以此治之。

牛蒡根　麻黄　牛膝　天南星俱为末　好酒一升

同研，以新布滤取汁，掘一地坑，用炭火半秤烧坑通赤，去火，令净投药汁在坑内，浇令黑色，取出细研。每服酒调五分，日三服。

地榆散治伤寒热毒不解，晚即壮热，腹痛便脓血。

地榆　犀角　黄连　茜草根　黄芩　栀子仁各八分韭白五茎

茅花汤治鼻血不止。

茅花一握，无花用根煎服。

柏皮汤治热毒入深吐血。

黄柏皮三钱　黄连一钱五分　黄芩一钱五分　阿胶熔化

猪胆鸡子汤治伤寒五六日出斑。

猪胆三个　鸡子一枚　苦酒三匙

和匀，煎三沸服。

鳖甲散治伤寒八九日不瘥，诸药不效，名坏伤寒。

鳖甲　升麻　前胡　乌梅　黄芩　犀角镑　枳实各七

分　生地一钱　甘草五分

葶苈苦酒汤治发狂烦躁，面赤咽痛，大下伤血，发热脉涩。

葶苈五钱　苦酒一碗半　艾汁半碗

煎七分，作三服。

雄黄锐散治狐惑，唇疮声哑。

雄黄　桃仁　苦参　青葙子

艾汁为丸，如小指尖大，绵裹内谷道中。

猳鼠粪汤治男女阴阳易。

韭根一大握　猳粪十四枚，两头尖者是

水盅半，煎七分，去渣再煎二沸。

治䗪桃仁汤治伤寒失汗，变成狐惑，唇口生疮，声哑。

桃仁　槐子　艾各三钱　枣十枚

白虎人参汤一名化斑汤，治赤斑，口燥烦渴，中暍。

白虎汤加人参。

辟邪丸服此虽与病人同床合被，亦不能传染也。

雄黄　丹参　箭羽　赤小豆各二两

为末，蜜丸梧子大。空心温水下五丸。

新定三阳生泰汤

苏叶一钱　干葛一钱五分　甘草生五分　神曲二钱　防

风八分　羌活八分　黄芩一钱二分　枳壳七分　桔梗一钱五分
陈皮七分　生姜二片

　　若多汗者，去苏叶，加桂枝。

瘟　疫　门

　　经曰："鼻气通乎天身半以上为天，口气通乎地身半以
下为地。"经以口鼻之气下一通字，则知瘟疫之邪，直行
中道谓由七冲而上下，非若伤寒证之传经络也，流布三焦，上
焦为清阳，故清邪从之上入；下焦为浊阴，故浊邪从之
下入；中焦为阴阳交界，凡清浊之邪必从此而区分。甚
则三焦相混，上行极而下，下行极而上，非定中上不及
下，中下不及上也。盖阳中，雾露之邪，谓之清邪，从
鼻息而上，入于阳，入则憎寒壮热，体重头痛，次传头
面，肿盛，目不能开，腮颐肿大如瓜瓢，世俗所称大头
瘟是也，轻者，肿自两耳前后，世俗所称发颐是也。喉
痹失音，颈筋胀大而强挛上喘，咽喉不利，口舌干燥，
世俗所称蛤蟆瘟是也。无寒无热，不知所苦，倏焉以头
颈一伸，死于顷刻，世俗所称探头瘟是也。阴中，水土
饮食之邪，谓之浊邪，从口舌而下，入于阴，入则其人
必先内慄，足膝逆冷，腹鸣干呕，水泄不通，脐筑绞
痛，世俗所称绞肠瘟是也。便青泄白，足重难移者，世
俗所称软脚瘟是也。初起憎寒壮热，二便不通，次传睾
囊，肿赤如斗，破而出血，世俗所称斗睾瘟是也。证如

66

太阳伤寒，惟两足或一足肿赤甚，则青紫久而脓血不止，必烂去其足而后愈，世俗所称脱足瘟是也。然从鼻从口之邪，必先注中焦，以次分布上下，故中焦受邪，因而不治，中焦不治，则胃中为浊，营卫不通，血凝不流，其酿变即现，中焦如胸高胁起，呕汁如血，世俗所称瓜瓤瘟是也。如遍身红肿或青紫，发块如瘤，世俗所称疙瘩瘟是也。若夫三焦相混，上下无定，合而为病者，则声嗢咽塞，口烂蚀龈，复下血如豚肝，此上焦之阳，下焦之阴，两不相接，令脾气于中，难以独运，五液注下，下焦不阖，而命难全矣。是证也，致病之初，不名为疫，因病致死，病气、尸气混合不正之气，斯为疫矣。以故鸡瘟死鸡，猪瘟死猪，牛马瘟死牛马，推之于人何独不然，所以饥馑兵凶之际，疫病盛行。大率春夏之交为甚，盖暑瘟湿热之气交结互蒸，人在其中，无隙可避，病者当之，魄汗淋漓，一人病气足充一室，况于连床并榻，沿门阖境，共酿之气，益以出户。尸虫载道，腐殣燔柴掩席，委壑投崖，种种恶秽，上混苍天清净之气，下败水土物产之物。人受之者，亲上亲下，病从其类，必然之势。故治之者，表之不散，徒虚其阳，下之复合，益损其阴。惟于未病之前，预饮芳香正气之药，使邪不能入，此为上策也。至于邪既入矣，急以逐秽为第一义。上焦如雾，升而逐之，兼以解毒。中焦如沤，疏而逐之，兼以解毒。下焦如渎，决而逐之，兼以解毒。营卫既通，乘势追拔，勿使潜滋，明者知之。

瘟疫门方

普济消毒饮子此东垣治大头瘟之方也。

黄芩酒炒　黄连酒炒各五钱　柴胡五分　桔梗三分　人参三钱　陈皮去白　甘草　玄参各二钱　连翘　板蓝根　马勃　鼠粘子　白僵蚕　升麻各七分

便秘加大黄。

二黄汤治大头瘟。

黄芩酒炒　黄连酒炒　生甘草各一两

煎服。

青黛汤治发颐。

青黛五分　生甘草二钱　金银花五钱　瓜蒌半个

加酒一盅，水煎服。

黑蛇散治蝦蟆瘟。

川黄连一钱　山豆根一钱　桔梗一钱五分　薄荷一钱　陈皮八分　白僵蚕八分　生甘草二钱　乳香一钱　金银花五钱　瓜蒌半个　黄芩一钱二分

加酒一盅，水煎服。

辟邪丸治探头瘟，凡一切瘟疫盛行服此，虽与病人同床合被，亦不传染。

雄黄　丹参　箭羽　赤小豆各二两

俱为末，蜜丸如梧子大，空心温水下五丸。

解金散治绞肠瘟。

芒硝三分

温汤调下立止。

又方

用童便和淡盐汤各半碗，探吐立愈。

清车散治软脚瘟。

苍术制一钱五分　虎足骨酥炙三钱　肉桂五分　宣木瓜一钱　海桐皮一钱　钟乳石醋煅三钱　沉香磨五分　公丁香三钱　熟地黄五钱

七贤汤治斗睾瘟、脱足瘟。

黄连二钱五分　黄柏三钱　生甘草二两　泽泻八分　条芩一钱二分　金银花五钱　生大黄二钱五分

甚者加肉桂五分，倍用大黄、黄连。

乌金解瘟汤治瓜瓢瘟、疙瘩瘟。

乌梅三个　金银花五钱　蒲公英一两　甘草生五钱　当归尾一两五钱　乳香一钱　没药一钱　瓜蒌一个　川黄连二钱

加酒一盅。

又方治瓜瓢瘟。

乌梅一味，煎汤服亦效。

九味羌活汤即羌活冲和汤，一切瘟证通用。

羌活一钱　黄芩一钱二分五厘　苍术一钱五分　细辛八分　川芎一钱　白芷八分　防风八分　生甘草七分　生地黄一钱

凡人家每年将管仲一对，放水缸内，一家不染瘟疫。

凡人家多烧沉檀、苍术、艾叶、松柏叶之类，不染瘟疫。

凡人身边多带雄黄，不染瘟疫。

脚 气 门

脚气者，似痿痹而非痿痹，非伤寒而类伤寒，孙思邈曰："脚气与伤寒异者，脚气先脚痛而后身热，伤寒有身热而脚无肿痛也。与痿痹异者，脚气兼身热，而痿痹无身热也。"其现证也，憎寒壮热，头疼脚肿而痛，甚则发黄、喘急、呕吐。其证纷纭然，不外乎风、寒、湿、热、脾胃虚弱，五者而已。湿热分争，则令人憎寒壮热湿胜则憎寒，热胜则壮热，寒湿相薄，则令人疼痛不仁寒胜则疼痛，湿胜则不仁，湿热不得外越，能令人发黄。脾虽具坤静之德，而有乾健之运，脾气冲和，则清升浊降，无跗肿也，脾气一虚，则土不能制水，胃中水谷之气下注，随经而下，令人跗肿。亦有兼头痛者，颇类伤寒，惟其得病之始，本于脚气为异耳，然又不可仅以脚肿为拘也。亦有痛而不肿者，名曰"干脚气"。缓纵不随者，名曰"缓风"。疼痛不仁者，名曰"湿症"。转筋挛急者，名曰"风毒"。治法各有不同，在明者之体会耳。大抵脚气之疾，壅疾也，喜通而恶寒，喜散而恶抑，喜顺而恶逆，孙真人曰："脚气之疾，皆由气实而死，终无一人以服药致虚而殂。"故脚气之人，即或脾胃虚弱，不得不用补剂者，要知疏利之品，断不可少，惟当以补脾利气为君，活血疏风为臣。至于佐使，寒者热之，热者寒之，湿者燥之，降者升之，瘀血者逐其

70

瘀，痰滞者祛其痰。先痛而后肿者，气伤血也，重用川芎；先肿而后痛者，血伤气也，重用犀角。大便实者，血病也，桃仁必用。小便涩者，气病也，牛膝须加。若夫脚气入于腹，则不得前后二便不通也；干于肝则左胁有块；干于脾，则令人痞满而不痛；干于心，则令人绝厥也，病绝于昼者，昼气助其阳邪也，绝于夜者，夜气助其阴邪也，又有绝而不知人者，因大寒而不知人，阴进而阳不舒也，因大热而不知人，阳进而阴不舒也，通用杉木汤治之。其有水来犯火，脚气临心，令人喘急不止，呕吐不休者，皆死不治。故鹤皋曰："脚气类伤寒，则察之难，脚气能令人死，则治之难，一病而有二难，是非可以浅论脚气矣"，诚哉是言也。

脚气门方

防己饮治憎寒壮热脚气。

木通　防己　苍术盐水炒　生地酒炒　白术　槟榔　黄柏酒炒　甘草梢　川芎　犀角

大便难加桃仁，小便涩加牛膝，内热加黄芩、黄连，时热加石膏，有痰加竹沥，先痛后肿重用川芎，先肿后痛重用犀角。

越婢汤治脚气痛肿，寒热相搏，脉来沉细，越者，发也，婢者，卑也，能发越至卑之气，故名斯。

石膏一两　白术五钱　麻黄七钱五分　附子半个　甘草二钱

时人分作五剂。

六物附子汤治寒湿脚气，疼痛不仁，两尺脉来沉迟，沉属里，迟属寒。

附子　桂心　防己各四钱　甘草炙二钱　白术　茯苓各三钱

水煎，冰冷服。

椒汤洗法凡患寒湿脚气，疼痛不仁者，内服煎剂，外宜以此汤洗之。

川椒一两　葱一握　生姜如掌大搥碎　防风一两　艾二两　水红花梗半斤搥碎

水一盆，煎汤热洗。

当归拈痛汤治脚气疼肿，湿热发黄。

当归　知母酒炒　猪苓　泽泻　白术　防风各一钱　甘草炙　黄芩酒炒　羌活　茵陈各五钱　升麻　苦参酒炒　人参　葛根　苍术各二钱

升阳顺气汤治脾气虚弱，胃气下注，令人足跗气肿，跗，足面也。

升麻　柴胡　草豆蔻　陈皮去白　当归各一钱　黄芪四分　半夏　人参各三分　神曲一钱五分　甘草　柏皮各五分

杉木汤治干脚气痞绝，左胁有块，死不知人。

杉木节一大升　橘叶一升无叶用皮　槟榔七枚火杖搥碎　童便三大升

共煮一升半，分二服，得快利，停第二服。

唐柳子厚《救死方》云："元和十二年二月，得干脚气，夜成痞绝，左胁有块，大如石且死，因大寒不知

72

人三日，家人号哭，荥阳郑洵美传杉木汤，服半食顷，大下三次，气通块散而愈。"是方也，杉木节实重而气芳，质重则能达下，气芳则能疏壅，橘叶味苦而厚，过于青皮，槟榔质实而重，等于铁石，味厚则泄，质重则降，故令邪气上下，童便，咸寒物也，咸则引邪气以走浊阴，寒则能平热气使不上逆，经曰："道之远者，制大其服"，故其量数五升云。

敷螺法

《医说》云："白石董守约，苦脚气攻注，或告之捶数螺，敷两股上，便觉冷气趋下，至是而安。盖螺性能沁别清浊，故能疗脚气之湿热也。"

宣州木瓜

疗脚气之要药。

斑 疹 门

斑疹者，胃阳明湿热所由生也。胃主肌肉，湿热蕴于中而无所泄越，故发于肌肉之间而为斑，此多由于内伤、外感，两热无泄而然。内伤者，调其中，外感者，疏其表而已。斑之为患，以热药治之，则血溢而益盛；以寒药治之，则血凝而不散。惟辛凉之药，乃为宜耳，古人以升麻、葛根为斑疹之要药者，盖以诸疹未出，升麻、葛根能出之，诸疹已出，升麻、葛根能散之耳。若夫斑疹既消，必以生地四物汤以养其血。热极者，血必耗；阳盛者，阴必虚。斑之为证阳也，热也，若不养其阴血，则五液皆涸，为祸不浅矣，其为色也，红者为火，紫者为热极，皆在可治，为其可表、可下也。若其色淡红而不甚显者，此必由于汗、吐、下后，中气虚之，则阴邪无所归，隐然现于肌表也，法当以大建中汤补之。又有白斑，此气血大虚，犹枯杨之生华也。又有黑斑，此火烁五脏，火灭而烬生也。又有五色之斑，此脏腑腐烂，物败而色变也。咸在不治，然于不治之中，审其寒热、虚实，以大剂疗之，或可以救千中之一，以体天地好生之德也。古人曰："无热不斑，无湿不疹"，此二言者，斑疹之大观也。其致病之由，则有六淫五贼之殊，辨证之法，则有表里虚实之分。此在人之自悟，非可以纸上尽也。

斑疹门方

防风通圣散治失下发斑，并治中风。

防风　川芎　当归　大黄　芒硝　白芍药　连翘　薄荷　麻黄　石膏　桔梗　黄芩　白术　栀子　荆芥　滑石　甘草

葛根橘皮汤治冬月肌中斑烂，咳而心闷。

葛根　橘皮　杏仁　知母　麻黄　黄芩　甘草

麻黄发表，葛根解肌，咳为肺气不利，故用橘、杏，闷为心膈有热，故用芩、知。

阳毒升麻汤治伤寒吐下后，狂言面赤，阳毒发斑。

升麻五钱　生犀角镑二钱五分　黄芩炒　人参　甘草各

二钱五分　麝香五分

玄参升麻汤治发斑咽痛。

玄参　升麻　甘草各等分

升麻能散斑，甘、玄能清咽。

消毒犀角饮子治皮肤有斑疹，无里证。

牛蒡子六钱　荆芥二钱　防风三钱　甘草一钱

升麻葛根汤治斑疹之要剂。

升麻　葛根各二钱　白芍药　甘草各一钱

白芍和营，甘草和卫。

消风散治风热丹疹，风热则表实，表实则里虚，风盛则气壅，气壅则痰生。

荆芥穗　炙甘草　陈皮　厚朴　藿香　蝉蜕　人参白僵蚕炒　茯苓　防风　芎劳　羌活

化斑汤治胃热脉虚，口燥烦渴，壮火食气而脉无力以充实，故虚。

石膏治胃热　人参治脉虚　知母养营　甘草养卫。

调中汤治内伤外感，热而成斑，内伤则里热，故调其中，外感则表热，故疏其气。

苍术一钱五分　陈皮　砂仁　藿香　甘草　半夏　白芍药炒　桔梗　白芷　枳壳炒　羌活各一钱　川芎　麻黄桂枝各五分

大建中汤治汗吐下后，中气虚乏，无根失守之火，出于肌表而成斑。

人参　黄芪炙　当归　白芍药酒炒　甘草炙　桂心半夏　附子

75

桃柳遇春汤治斑疹。

樱桃核　苏叶各一钱　神曲　葛根　升麻各二钱　黄芩一钱二分　生甘草　防风各八分　山川柳　桔梗各一钱五分

血虚者加当归，气虚者加人参。

玉露饮治斑疹咳嗽。

琐琐葡萄三钱　升麻二钱　葛根二钱　生甘草　白芍药一钱　玄参一钱五分　黄芩一钱二分　陈皮去白八分

琐琐葡萄

一味煎汤，治斑神效。

黄　疸　门

经曰："溺黄赤，安卧者，黄疸《论疾诊尺篇》曰：'身痛色微黄，齿垢黄，爪甲黄，黄疸也，溺黄赤安卧，脉小而寒，不嗜食'，《正理论》谓其得之女劳也。"已食如饥者，胃疸消谷善饥，胃有热也，《论疾诊尺篇》曰："脉小而涩，不嗜食寒也"，治疸者须知寒热之别。目黄者曰黄疸目者，宗脉所聚，诸经有热，遂即上熏于目，故黄疸者，目黄也。夫疸者，病黄之名也。仲景之《金匮要略》分为五证，一曰黄汗汗出染衣，色如柏汁是也，一曰黄疸溺赤目黄者是也，一曰酒疸伤酒而得者是也，一曰谷疸伤食而得者是也，一曰女劳疸因房事而得者是也。丹溪曰："疸证不必分五，同是湿热也，分为五证者，此先哲示人以博也，不必分五者，此后贤示人以约也。"虽

76

然丹溪之言，不能无弊，使后之学者宗其说，至于举一而废百，宜乎视仲景之堂，若登天也。稽古人之治疸，有吐者，有汗者，有下者，有寒者，有温者，有燥者，有软坚者，有消导者，有逐血者。伤谷与酒，腹满欲吐，邪在上也，主吐。无汗，恶寒身热，脉浮，邪在表也，主汗。身热腹痛，溺赤便闭者，邪在里也，主下。身热不止，小便黄赤者，火蕴于中也，非寒不解。肢体冷逆，腰以上自汗者，阴盛于下阳戴于上也，非温不可。小便不利，烦躁而渴者，湿热下注，热犯上焦也，非燥不除。酒积食积，久停难化，癥瘕之基也，非软坚不除。腹胀胸满，按之即痛者，饮食为祟也，必须消导。少腹鞭满，小便自利者，瘀热在里，蓄血为患也，理应逐血。更有身体疼重，两胫自冷，发热汗黄，名曰黄汗，此湿郁于表，邪伤其卫，湿热相搏而水气下注也，非桂枝汤加黄芪不能解表而实肌。又有女劳疸，《金匮要略》云："黄家日晡所发热而反恶寒，此为女劳疸得之。"膀胱急，小腹满，额上黑，足下热，因作黑疸，其腹胀如水状，大便必黑，时溏，乃女劳之病，非水也，腹满者不治外为胀，内为满。此肾虚而阳邪袭之也，非硝石、矾石和大麦汤不能入肾而胜热。若夫久而虚者，非加味四君子汤不能益其气，以固其本。统言疸证，清热导湿者，十居七八，其余不过十之二三耳。如曰不必分五而易谈之，一遇盘根错节，设芒利不若干将者，鲜有不断其锋。则仲景之门，犹未入，奈何而轻窥百家之奥乎。

脉洪泄利而渴，或口鼻冷，或疸毒入腹，喘满，及老人脉微，皆死。

黄疸门方

丹溪治黄疸方

黄芩炒　黄连炒　栀子炒黑　茵陈治疸神良之品也　猪苓　泽泻　苍术制　青皮去瓤炒　草龙胆各五分

谷疸加三棱、莪术、砂仁、陈皮、神曲各五分。

瓜蒂散治腹满欲吐，鼻燥脉浮。

瓜蒂　赤小豆　淡豆豉各五分

水煎服，探吐。

如头额两太阳痛者，令病人噙水一口，以瓜蒂散一字吹入鼻中，泄出黄水即愈。

桂枝加黄芪汤治身体疼重，发热汗黄，两胫自冷，邪在表者，亦主此方。

桂枝　芍药　生姜各三钱　甘草　黄芪各二钱　枣二枚

茵陈五苓散治发黄，小便不利。

茵陈　猪苓　茯苓　泽泻　白术各八分　肉桂二分

茵陈茯苓汤治小便涩，烦躁而渴。

茵陈二钱　茯苓　猪苓　桂枝各一钱　滑石一钱五分

茵陈栀子大黄汤治小便赤涩，大便闭结。

茵陈一两　栀子三枚　大黄三钱五分

栀子柏皮汤治身热不止，大小便利。

栀子五十枚　黄柏二两　甘草一两

时人分作五剂。

枳实栀子豆豉大黄汤治身热腹痛，右关脉滑，名曰谷疸，酒疸同治。

枳实五枚　栀子十四枚　大黄一两　淡豆豉二钱

栀子、豆豉，仲景尝用之以吐懊侬，枳实、大黄，仲景尝用之以下胃实，酒疸欲吐，谷疸腹痛，故此方皆治之。

茵陈四逆汤治脉沉而迟，肢体冷逆，腰以上自汗，阴证发黄。

茵陈二两　附子一枚　干姜一两五钱　炙甘草一两

硝石矾石散治女劳疸，御女劳伤，膀胱急而小便自利，汗微出而额上色黑，手足心热，发以薄暮，此仲景之方也。

硝石　矾石烧等分

共为末，大麦粥汤和服方寸匕，日三服方寸匕，一钱也

抵当丸治蓄血发黄，少腹鞭满，小便自利。

水蛭三十枚炒褐色　虻虫三十枚去翅足炒　桃仁三十枚去皮尖　大黄三两酒浸

为末，蜜丸，如梧桐子大。每服三丸，加至七丸。桃仁承气汤亦可。

大湿①中丸治谷疸、酒疸。

橘红　厚朴　三棱醋炒　苍术　莪术醋炒　青皮各五两　炙甘草一两　针砂二两，醋炒红七次　香附一斤醋炒

为末，蜜丸如梧桐子大，日三钱。忌犬肉、果菜。

枣矾丸治谷疸，身目俱黄。

———————————

① 湿：恐为"温"之误。

绿矾半斤火煅通红　红枣二斤煮熟去皮核

捣烂为丸，平胃散四两为衣。每服三十丸，姜汤下。

黄芪汤治黄汗身肿，发热不渴。

黄芪炙　赤芍药　茵陈各一两　石膏四两　麦门冬淡豆豉各一两　炙甘草五钱

每服四钱，生姜五片煎服。

加味四君子汤治女劳疸及久疸不愈。

人参　白术　白茯苓　白芍药　白扁豆炒　黄芪炙，各二钱　炙甘草一钱　生姜五片　红枣二枚

蔓荆散治黄汗染衣，涕唾皆黄。

蔓荆子为末，平旦以井花水服一匙，日再加至两匙，以知为度。每夜小便中浸少许帛子，各暗记，日色渐白则瘥，不过服五升。

卷　二

痿　门

痿之大纲，其病在肺，其治在胃。经曰："肺热叶焦则皮毛虚弱急薄，着则生痿躄也肺痿者，皮毛痿也，肺属金，肺热则火来乘金，火盛金衰故叶焦，肺主皮毛，肺病则皮毛虚弱，虚弱者皮枯而毛落也，故谓之皮毛痿急薄，着，热气留着而不去也，肺主气，火之象也，气者，万物之父，百骸资始者也，肺着于热则肺病而百骸无所资始矣，故令手足痿躄也，躄者，足不能行也。"心气热则下脉厥而上，上则下脉虚，虚则生脉痿，枢折挈胫纵而不任地也心痿者，脉痿也，心者君主之象，火之位也，经曰："君火以名，相火以位"，言君火正其名而无为，相火守其位以听其令，心气热则火炎上，故三阴在下之脉亦皆厥逆而上，盖相火不敢不听命于君也，脉既逆而上，则下脉空虚而痿弱，故曰："脉痿也，伤于热，则阳光用事，邪居百节而肢废，如枢纽之折而不能提掣，四肢关节之处，既如枢纽之折，则足胫纵而不任地也"。肝气热则胆泄、口苦，筋膜干则筋急而挛，发为筋痿肝痿者，筋痿也，胆为肝之府而附于肝，肝气热，则逼其胆汁随火上泄而口苦也，肝主筋膜，肝热则筋膜干，干则筋里而挛急，挛急则手足不用，故曰"筋痿"。脾气热，则胃干而渴，肌肉不仁，发为肉痿脾痿者，肉痿也，胃者，脾之府也，脾与胃以膜相连，而开窍于口，脾热则熬煎其胃，胃液枯干，必口干而渴也，脾主肌肉，热蓄于内则郁火内灼，精气耗伤，而脾气不能四达，故肌肉不仁。**肾气热则腰脊不举，骨枯而髓减，发为骨痿**肾痿者，骨痿也，肾者水脏，无水而火独治则热，腰者居肾之府也，肾主督脉贯于脊里，故肾坏则腰脊不举，肾主骨髓故肾衰则骨枯而髓减，发而为骨痿。**肺者脏之长也，为心之盖也**此言五脏之痿皆因肺热也，最高，故为脏长，覆于心上，故为心盖。**有所失忘，所求不得，则发肺鸣，鸣则肺热叶焦**失忘不得，则悲哀动中而伤肺，肺鸣者喘急也，肺气郁而生火故呼吸有声，发为肺鸣，金脏病则失其清肃之化，故热而叶焦。**五脏因肺热叶焦发为痿躄**肺主气，以行营卫，为相传，以节制五脏，则一身皆治，若肺热叶焦，则五脏之阴皆不足，此痿躄所以生于肺也，五痿虽异总名痿躄。论痿者独取阳明，何也？阳明者，五脏六腑之海，主润宗筋，宗筋主束骨而利机关也阳明胃经，主纳水谷、化精微，以滋养表里，故为五脏六腑之海，而下润宗筋，宗筋者前阴所聚之筋也，为诸筋之会，凡腰脊溪谷之筋皆属于此，故主束骨而利机关也，阳明虚则宗筋纵，故足痿不用也所以当治阳明，《内经》之于痿躄也言之详矣，后人当有以辨其证而治之。盖肺痿者面必白而肺病而色自见也，脉多短数短者，肺之真脏脉也，数者，火来乘金也，斯证也，持于冬，死于夏，十有九危，古人主以肺热汤者，冀回生于千一耳。心痿者，面必赤，脉洪大火炎上也，治宜泻火三补丸足以任之，火去则脉不厥逆，各循其经，而手足用矣。肝痿者，面必青，爪甲枯肝主筋，爪者，筋之余，脉弦数，治宜泻火而达肝，养筋而润燥四者而已，龙胆泻肝汤足以任之。脾痿者，面必黄，痹而不仁脾为湿土，内热薄，则营卫之气不荣，痹而不仁，脉缓数，治宜养营益卫，

82

复其湿伤之气血，风能燥土而去湿，疏风之品亦不可缺也，蠲痹汤足以任之。肾痿者，面必黑，脉沉数，治宜补肾水之虚，去坎中之热，泻命门之火，六味汤加黄柏、知母足以任之，王冰曰："壮水之主，以制阳光"，此之谓也。若夫阳明虚，宗筋失养，不能束骨而利机关，令人手足痿弱者，势必减食，四君子汤足以任之。又有阴事柔痿而不举，名曰"阴痿"，八味汤足以任之，前哲之言曰"痿躄大都属热"，此亦不可拘也。《内经》曰："淫气喘息，痹聚在肺脾冷湿也；淫气忧思，痹聚在心；淫气遗溺，痹聚在肾；淫气乏竭，痹聚在肝；淫气肌绝，痹聚在脾。"此五证者，脉必沉迟，非大温大热不足以清之也。经之论肺痿者，曰"急薄着则生痿躄"，观"薄着"二字，则知天气六淫之邪皆能为病也，风着于肝而与热薄则成筋痿，寒着于肾而与热薄则成骨痿，湿着于脾而与热薄则成肉痿，燥着于肺而与热薄则成皮毛痿，火着于心而与热薄则成脉痿。暑虽伤胃，其气归心，故病于暑者，必虚其脉，是暑着于胃而薄于心，亦能致脉痿也。经又曰："有所失亡，所求不得，则发肺鸣，鸣则肺热叶焦。"则知人身七情之伤，皆能为病也，悲之过则肺金伤，己所不胜者乘而袭之，乃成肺痿，恐之过则肾水伤，己所胜者轻而侮之，乃成肾痿，怒之过则肝木伤，无以约我之所生，反食我气，乃成肝痿，惊喜过则心火伤，伤则不受制而炽无己，乃成心痿，忧思过则脾土伤，不能受生我者之所赋，有余为害，精气耗伤，乃成脾痿。更有入房太甚，顽痰不化，死血无归，五味偏胜，以致痿躄者。挟有多端，悉可类而推之也。

经言："病本虽五脏各有，而独重太阴肺经"，经言："治法虽诸经各调，而独重阳明胃经"，此其说何居乎？李士材曰："肺金体燥，居上而主气化，以行于一身，畏火者也，五脏之热火熏蒸，则金被克而肺热叶焦，故致疾有五脏之殊，而手太阴之地未有不伤者也。胃土体湿，居中而受水谷，以灌溉于四肢，畏木者也，肺金之受邪失正，则木无制而侮其所胜，故治法有五脏之分，而足阳明之地未有或遗者也。"夫既曰肺伤则治之，亦宜在肺矣，而岐伯独取阳明又何也？《灵枢》所谓"真气所受于天，与谷气并而充身"，阳明虚，则五脏无所禀，不能行气血、濡筋骨、利关节，故百体中随其不得受水谷处，不用而为痿，不独取阳明而何取哉？丹溪所以云"泻南方则肺金清，而东方不实，何胃伤之有？补北方则心火降，而西方不虚，何肺热之有？"斯言当矣！若胃虚减食者，当以芳香辛温之剂治之，若拘于泻南之说，则胃愈伤矣，诚能本此施治，其于痿也，思过半矣。人于大病之后，手足痿弱，率是阳明虚也，能于胃而调养之，则得《内经》之旨矣此段为凡有病者言之，非专言痿证也。

痿门方

肺热汤治皮毛痿。

羚羊角　玄参　射干　薄荷　芍药　黄柏皮　升麻各三钱　生地五钱　栀子仁四钱　竹茹二钱

84

人尿治皮毛痿良于诸药。

肺痿者，取人尿时时呷之最良。盖天一生水，地二生火，人尿润下，咸寒，人身之天一也，故可以交吾身之坎离，济吾身之水火也。

三补丸治脉痿。

黄连　黄芩　黄柏各等分

为丸，每服三钱。

龙胆泻肝汤治筋痿。

柴胡一钱　人参　知母　麦冬　天冬　黄连　草龙胆　山栀子　生甘草各五分　五味子七粒　黄芩七分

蠲痹汤治肉痿。

羌活　赤芍药酒炒　姜黄酒炒　甘草各五分　黄芪当归酒炒　防风各二钱五分

坎离丸治骨痿。

熟地八两　山萸肉四两　山药四两　丹皮三两　白茯苓三两　泽泻三两　黄柏二两　知母二两酒炒

四君子汤治胃虚，宗筋失养，不能束骨而利机关，令人手足痿弱。

人参　茯苓　炙甘草　白术

八味丸治入房太甚，宗筋纵弛，发为阴痿。

六味丸加盐煮附子、盐炒肉桂各二两。

藿香养胃汤治胃虚不食，筋无所养而成痿。

藿香　白术炒透　人参　茯苓　薏苡仁　半夏曲　乌药　神曲炒　砂仁炒，各一钱五分　荜澄茄　甘草炒各一钱　姜五片　枣三枚

金刚丸治肾虚精败骨痿。

萆薢　杜仲　肉苁蓉酒浸　菟丝子酒浸各等分

为末，酒煮猪腰子，和丸梧子大，每服五钱，空心温酒送下。

神龟滋阴丸治足废，名曰痿厥。

败龟版酒炙四两　黄柏炒二两　知母炒三两　枸杞子一两　五味子一两　锁阳一两　干姜五钱

为末，猪脊髓为丸，梧子大，每服五钱。

补益丸治肾痿。

白术二两　生地酒洗一两五钱　败龟版酒洗炙一两　锁阳酒浸一两　当归身酒洗浸一两　陈皮一两　牛膝一两　干姜七钱　黄柏炒五钱　虎胫骨酒炙五钱　茯苓五钱　五味子二钱　菟丝子一两，酒蒸，研如糊，晒干　甘草炙一钱　白芍药酒煨一两

为末，紫河车为丸，每服五钱。

加减四筋丸治肾肝虚，筋骨痿。

肉苁蓉酒浸　牛膝酒浸　天麻　木瓜　熟地　鹿茸去毛切酥炙　五味子　菟丝子酒浸另研各等分

蜜丸，每服五钱，空心酒下。

痹　门

《内经》曰："风寒湿三气杂至，合而为痹也，其风气胜者为行痹凡走注骨节疼痛之类，俗名流火是也，寒气胜者

86

为痛痹痛而不移，俗名痛风是也，湿气胜者为着痹肢体重着不移，或为疼痛，或为不仁，湿从土化，病多发于肌肉，俗名麻木是也。”以冬遇此者为骨痹，以春遇此者为筋痹，以夏遇此者为脉痹，以至阴遇此者为肌痹，以秋遇此者为皮痹此风寒湿三者，各以其时受病之名，非三者之外别有所谓骨痹、筋痹、脉痹、肌痹、皮痹也。骨痹不已，复感于邪，内舍于肾；筋痹不已，复感于邪，内舍于肝；脉痹不已，复感于邪，内舍于心；肌痹不已，复感于邪，内舍于脾；皮痹不已，复感于邪，内舍于肺，各以其时重感于风寒湿也。肺痹者，烦闷，喘而呕；心痹者，脉不通，烦则心下鼓暴，上气而喘，嗌干，善噫，厥气上则恐厥气即阴气，心火衰，则阴邪乘之，故神怯而恐也；肝痹者，夜卧则惊，多饮，数小便，上为引如怀肝藏魂，肝病则魂不安，故夜卧则惊；肾痹者，善胀，尻以代踵，脊以代头肾者，胃之关，肾气痹，则阴邪乘胃，故善胀，尻以代踵，足挛不能伸也，脊以代头，身偻不能直也；脾痹者，四肢懈惰发软，呕汁上为大塞脾主四肢，故为懈惰，大塞者，上焦否隔不通也；肠痹者，数饮而出不得风秘二便，下焦之气不化，故出不得，中气喘争小便不出，则本末俱病，故与中气相争，清不升浊不降也，时发飧泄清浊不分故也；胞痹者，少腹膀胱按之内痛，若沃以汤，涩于小便，上为清涕胞者，膀胱之脬也，膀胱气闭，故按之内痛，水闭则蓄而为热，故曰“若沃以汤，涩于小便也，膀胱之脉从巅入络脑故上为清涕”也。李士材曰：“经云：‘风胜为行痹，寒胜为痛痹，湿胜为着痹’，即其下一胜字，则知但分邪有轻重，未尝非三气杂合为病也。在外者祛之犹易，入脏者攻之实难。治外者散邪为亟，治脏者养正为先。治行痹者，散风为主，御寒利湿仍不可废，大抵参以补血之剂，盖'治风先治血，血行风自灭'也。治痛痹者以散寒为主，疏风燥湿仍不可缺，大抵参以补火之剂，非大辛大温不能释其凝寒之害也。治着痹者利湿为主，祛风解寒亦不可少，大抵参以补脾补气之剂，盖土强可以胜湿，而气足自无顽麻也。"此李士材之论痹也如是，然犹未尽焉。盖痹之病于肌肤、筋骨之间，令气不能流通，气滞则痰滞，气郁则壮火食气，气塞则血瘀。况痰生于湿，热能生风，寒能凝血，经曰："痰着于经络，四肢不仁"，河间曰："壮火之火，无物不耗"，又曰："风邪为患，火即随之"，丹溪曰："病于血者多痛"，仲景曰："瘀血溃之则疼"，东垣曰："湿，阴邪也，血得之则败坏"，又曰："寒邪据于关节者，久则化而为热"，又曰："风涌则痰盛"，由是则知，痹之为病也，虽曰风寒湿三者而成，久则郁火、流痰、死血靡不有之矣。盖肢节之间，筋骨之会，空窍之所也，故邪易居之，经曰："逸者行之，留者攻之，热者寒之。"使不去其害，徒兴其利，则亦何益之有哉！

痹门方

如意通圣散治走注疼痛。

当归　陈皮　麻黄去节　甘草炙　川芎　御米壳去顶蒂隔　丁香各等分

用慢火炒，令黄色，每服五钱。水二盅，煎一盅。

如腰脚痛加虎骨、乳香、没药；心痛加乳香、良姜。此治痹痛之仙药也。

没药散治遍身百节走注疼痛。

没药二两另研　虎骨醋炙四两

为细末，每服五钱，酒下，日二服。

五痹汤治五脏痹。

人参一钱　茯苓一钱　当归一钱　白芍药一钱　川芎一钱，肝肾心三痹当倍用之　五味子十五枚　细辛七分　白术一钱，脾痹倍之　甘草五分　生姜一片

食远服。肝痹加枣仁、柴胡；心痹加远志仁、茯神、麦冬、犀角；脾痹加厚朴、枳实、砂仁、神曲；肺痹加半夏、紫菀、杏仁、麻黄；肾痹加独活、官桂、杜仲、牛膝、黄芪、萆薢。

一粒金丹治筋痹游行不定，聚于关节，或赤，或肿，筋脉弛纵。

草乌头剉炒一两　五灵脂一两　地龙五钱去土炒　白胶香一两另研　当归一两去芦　麝香一钱另研

为细末，糯米糊丸，桐子大，每服三丸，酒下，服药后微汗为效。

升麻汤治麻痹，肌肉热极，唇口反裂，皮肤色变。

升麻三钱　茯神　人参　防风　犀角镑　羌活　羚羊角镑各一钱　官桂三分

神效黄芪汤治肌痹，即湿痹，留而不移，汗多，四肢缓弱，皮肤不仁，精神昏塞，今名麻木。

黄芪三钱　人参　白芍药　炙甘草各一钱　陈皮去白五

89

分　蔓荆子八分

临卧服。小便涩，加泽泻；有热加酒炒黄柏；麻木
虽有热，不用黄柏，再加黄芪一钱；眼缩小，去白芍药。
忌酒、醋、湿、曲、葱、蒜、韭及生冷。

疏养汤治皮痹，瘾疹风疮，搔之不痛。

当归　川芎　白芍药各一钱　熟地黄三钱　防风二钱
荆芥一钱　麻黄八分去节

五积散治骨痹，即寒痹，痛苦切心，四肢挛急，关节浮肿，兼
治感冒寒邪，头痛、身痛，无论内伤生冷、外感寒邪皆效。

白芷　茯苓　半夏汤洗七次　当归　川芎　肉桂　甘
草炙　白芍药各三两　枳壳去穰　麻黄去根节　陈皮去白，
各六两　桔梗去芦，十二两　厚朴去粗皮姜制　干姜炮，各四两
苍术泔浸去皮二十四两

每服四钱，水一盏，姜三片，葱白三根，煎七分，热
服。挟气加吴茱萸；调经、催生用艾醋。

加减五苓散治肠痹。

猪苓　茯苓　泽泻　白术　肉桂　桑皮　麦冬　木
通

肾着汤治胸痹，兼治肾着、肾虚、伤湿，腰中如带五贯钱，腰
冷如坐水中，不渴，小便自利。

干姜炒　茯苓　甘草炙　白术各二两
每服四钱，水煎，空心温服。

肾沥汤治胞痹。

麦冬　五加皮　犀角各一钱五分　杜仲姜汁炒　桔梗
赤芍药　木通各一钱　桑螵蛸一个

水一盅，入羊肾少许，食前服。

丹溪主上中下通用痛痹方

南星姜制　黄柏酒炒　苍术各二两　神曲　川芎各一两
桃仁　白芷　草龙胆　防己各五钱　羌活　威灵仙酒拌
肉桂各三钱　红花酒洗一钱五分

作五剂加姜二片。

二妙散治湿热作痹，不拘上下。

黄柏酒润　苍术米泔浸七日，各等分

赶痛汤治瘀血、湿痰蓄于肢节而作痛。

乳香另研冲　没药另研冲　地龙酒炒　香附童便浸　红
花　甘草节　牛膝酒浸　当归　羌活　五灵脂酒淘去土

桑枝煎治痛痹。

桑枝一小升

细切炒香，以水三大升，煎取二升，一日服尽，无
时。

《图经》云："桑枝性平，不冷不热，可以常服，疗
中风体痒干涩、脚气及风气四肢拘挛、上气眼昏、肺气
喘嗽，消食，利小便，久服轻身，聪明耳目，令人光
泽，兼疗口臭，"《抱朴子仙经》云："一切仙药，不得
桑枝煎不服，"许学士云："政和间，予尝病两臂痛，服
诸药不效，依此作数剂，臂痛寻愈，"

豨莶丸治一切痹疾并中风皆良，久服轻身健骨。

豨莶不拘多少，取枝叶洗净。

此草处处有之，其叶似苍耳，对节而生。用五月五
日、七月七日、九月九日采来晒干，铺甑中，用好酒，

91

层层匀洒蒸之，复晒。如此九次，为末，炼蜜为丸，如梧桐子大。每服五十丸，空心无灰酒下。

中　风　门

《灵枢》曰："虚邪偏客于身半，其入深者，内居营卫，营卫衰，则真气去，邪气独留，发为偏枯此言邪气深而中脏者也。其邪气浅者，脉偏痛此言邪气浅而中腑者，以痛为辨也"，又曰："痱之为病也，身无痛者，四肢不收，志乱不甚，其言微，知可治。甚则不能言，不可治也此亦言中脏之证，其名曰痱，身无痛者也。"偏枯，身偏不用而痛，言不变，志不乱，病在分腠之间，巨针取之，益其不足，损其有余，乃可复也此亦言中腑之证而犹病之浅者，上两节言受邪之浅深，下两节言可治不可治之证候，痱，中风不语也，偏枯，半身不遂之名。愚按中风之证，由于房事之余，五俞未闭，百窍未敛，或卧时贪凉，腠理不密，或新浴之后，玄府不坚，因感乎风，入而为邪，深者入于营卫，袭其五脏，浅者入于皮毛，袭其六腑，又有不甚深亦不甚浅，入于筋骨，袭其经络。少年得之，真气方盛，气足于中而痰未盛，风邪伏之，不能为害，至年老，气血渐衰，然后乘其衰而发之也。中年得之，瘦人气敛于外而足于中，风邪不能深入，但袭于六腑经络，发而为痹、

92

为痿、为口眼喎斜，肥者气盛于外而歉①于中，歉于中则风邪深入，挟痰而横行，或闭其七冲，或迷其心窍。感于外者，发于表；感于内者，病其里。不必伏于内，而即发之矣，然其发之也有中腑、中脏、中血脉之分焉。中腑者，其病在表，多着四肢，故肢节废，脉浮恶风，拘急不仁，外有六经之证太阳头痛身热、腰脊强，阳明目痛鼻干、不得卧，少阳胁痛耳聋、口苦干呕、寒热，太阴腹满、自利咽干，少阴口燥舌干，厥阴烦闷囊缩，以小续命汤及疏风汤汗之；中脏者，其病在里，多滞九窍，故唇缓二便闭脾、不能言心、耳聋肾、鼻塞肺、目瞀肝，以三化汤及麻仁丸下之；中血脉者，病在半表半里，外无六经之证，内无九窍之滞，但见口眼喎斜、半身作痛，不可过汗，恐虚其卫，不可太下，恐损其营，惟当养血顺气，以大秦艽汤、羌活愈风汤和之。且有气血之分焉，气虚者，右手足不仁；血虚者，左手足不仁；气血俱虚者，左右手足皆不仁。若夫表气不顺，则遍身麻痹；里气不顺病于舌本，则语言謇涩；面部之气不顺，则口眼喎斜；邪并于虚，则半身不遂；风燥其筋，则手足拘挛；风兼乎湿，则痿痹不仁，经曰："营气虚则不仁，卫气虚则不用不知痛痒曰不仁，不能行动曰不用"，若中年壮盛之人，或属于实；老年衰弱之人，未有不虚者也。实者可汗可下，虚者惟有补而已矣。或于初中之时，邪气方盛，不能受补，用稀涎散、苏合香丸先理其痰、通其窍，以折其

---

① 歉：不足也。

锋，所谓"急则治其标"也，然惟牙关紧闭、两手握固，名曰闭证，方可用此。如口开，心绝牙关属心，心绝，故牙关脱而口开；手撒，脾绝；眼合，肝绝；遗尿，肾绝；声如鼾，肺绝。更有吐沫脾、直视心到则目到，心绝则目无主，故直视、肉脱脾、筋骨痛肝、发直心、摇头心绝而神明摇乱也、上撺肝不能藏魂而魂上升也、面赤如妆颧属肾，肾水绝而火居水位也、汗出如珠肺绝，则腠理无卫而汗尽出也，皆脱绝之证，宜大剂理中汤灌之及灸脐下关元穴也，虽曰不治，亦可救万中之一。若误服苏合香丸、牛黄至宝丹之类，即不可救矣。盖人之一身清阳在上，浊阴在下，则天冠地履，无暴仆之证也，若浊邪风涌而上，则清阳失位而倒置矣，故令人暴仆。其痰涎壅塞者，风盛气涌而然也。盖痰乃至阴所化，脾湿则痰生，脾虚气滞则痰为患。风入于肝而干于脾，则风盛气涌而痰涎壅塞也，经曰："邪之所凑，其气必虚。"故治痰之法，必以利气为先，凡中风昏倒，必须顺气，然后治风可也。

预防中风

凡大指、次指麻木或不用者，三年内必有中风之患。预防者，当养气血、节饮食、戒七情、远帷幔。若依《宝鉴录》服愈风汤、天麻丸等药，适所以招风取中也。

八中

八中者，上古统名中风，皆主外感。及河间主火、东垣主气、丹溪主湿，而末世之论纷然，于是乎有八焉。盖八中者，火中、虚中、湿中、寒中、暑中、气中、食中、恶中也。左瘫右痪，热气拂郁，心神昏冒，筋骨不用，卒倒无知者，火中也，用凉膈散，痰多者，用贝母瓜蒌散。东垣曰："卒倒昏愦，皆属气虚，故无瘫痪之证"，而因于劳役过度，耗散真元，或因脾胃虚衰，痰生气壅，此虚中也，宜用六君子汤，因于房劳者，六味地黄汤虚中与火中、气中相似，但火中先有瘫痪之疾，虚中先无瘫痪之疾，气中有痰声，虚中无痰声也。头重体痛，身重浮肿，大便泻，小便赤者，湿中也，清燥汤主之。身体强直，四肢战掉，卒然眩晕，身无汗者，寒中也，宜用姜附汤或附子麻黄汤。面垢闷倒，昏不知人，手足微冷，或吐或泻，或喘或满，或渴者，暑中也。暑中之人，又分阴阳二证，静而得之，大热无汗，谓之中暑，阴也，轻者香薷饮，重者大顺散，动而得之，多汗少气，谓之中热，阳也，苍术白虎汤主之。热死之人，切勿使与冷水及卧冷地，宜置日中或令近火，以热汤灌之，未有不活者。七情内伤，气逆为病，因而痰潮身冷，脉沉不浮者，气中也，急以苏合香丸灌之，候醒以八味顺气散加香附，若其人本虚，痰气上逆，宜养正丹气中与真中相似，但中风身温，中气身冷，中风脉浮应人迎，中气脉沉应气口，以气药治风犹可，以风药治气则不可。醉饱过度，或感风寒，或着气恼，因而昏迷者，食中也，不可与药，服药必不救，须煎姜盐汤探吐之，吐后别无他证，只以苍术、白术、陈皮、厚朴、甘草之类调之食中与虚中、气中俱相似，但虚中、气中不在醉饱之后，而食中在醉饱之后也。登塚、入庙、吊死、问丧、飞尸、鬼击、卒厥、客忤，手足逆冷，肌肤粟起，头面青黑，精神不守，或错语妄言，牙关口噤，昏不知人者，恶中也，以生半夏加细辛、皂角末吹其鼻孔，或苏合香丸灌之，候少醒，服调气平胃散。八种证候，举其大纲，触类而通，任在司命。

中风门方

三生饮 治卒中，昏冒，口眼㖞斜，半身不遂，痰气上壅。

天南星一两生用　川乌一两去皮生用　生附子五钱　木香二钱五分

每服二钱五分，姜十片、水二盏，煎六分服。

小续命汤 通治中风、五痹、痿厥等证。

麻黄去节　人参　黄芩　川芎　芍药炒　甘草炙　杏仁去皮尖炒　防己　官桂各一两　防风一两五钱　附子五钱炮去皮脐

每服五钱，姜五片、水一盏半，煎一盏服。春夏加石膏、知母，倍用黄芩。秋冬倍用桂、附、芍药。

疏风汤 治表中风邪，半身不遂，语言微涩。

麻黄三两去节　杏仁炒　益智仁各一两　升麻五钱

每服五钱，水煎，热服。

三化汤

厚朴姜炒　大黄　枳实麸炒　羌活各三钱

水二碗，急火煎至一碗服。

麻仁丸

厚朴去皮，姜汁炒　芍药炒　枳实各四两　大黄八分蒸焙
麻仁三两另研　杏仁三两炒

共为末，蜜丸如梧桐子大。每服三钱，温汤下。

大秦艽汤

秦艽　石膏各一两　甘草炙　川芎　芍药炒　当归
羌活　独活　防风　黄芩炒　白芷　白术土炒　茯苓
生地黄　熟地黄各五分　细辛五分

春夏加知母一钱，天寒加生姜五片。

羌活愈风汤治肝肾虚，筋骨弱，语言难，精神昏愦，或肢体
偏枯，多思健忘。

羌活　甘草炙　防风　黄芪蜜炙　蔓荆子　川芎　独
活　细辛　枳壳炒　麻黄去根　地骨皮　人参　知母酒炒
甘菊花去蒂　薄荷叶　白芷　枸杞子　当归　杜仲炒
秦艽　柴胡　半夏制　厚朴姜汁炒　前胡　熟地黄各二两
白茯苓　黄芩各三两　生地黄　苍术制　石膏　芍药各四
两　官桂一两

每服一两，水煎服。

大寒之后加木通，倍用半夏、人参、柴胡，迎而夺
少阳之气也。

谷雨之后倍用石膏、黄芩、知母，迎而夺阳明之气
也。

季夏加防己、白术，倍用茯苓，胜脾土之湿也。

大暑之后加藿香，重用厚朴、官桂，迎而夺太阴之
气也。

霜降之后加附子，重用当归、官桂，胜少阴之气也。

稀涎散治中风口噤，单蛾双蛾。

江子①六粒，每粒分作两半　牙皂三钱切片　明矾一两

先将明矾入锅内，用火化开，却入二味搅匀，待矾枯，为末，每用三分吹入，诸病皆愈。痰涎壅盛者，灯心汤下五分，在喉者即吐，在膈者即下。

星香散治中风痰盛，服热药不得者。

天南星四钱　木香五分　姜十片

涤痰汤治痰迷心窍，舌强不能言。

天南星姜制　半夏各二钱，汤洗七次　枳实炒　橘红各一钱二分　人参　石菖蒲各八分　竹茹六分　甘草二分　茯苓一钱　生姜五片

食后煎服。

铁弹子丸治中风昏愦口噤，直视瘈疭，口眼㖞斜，涎潮语涩，筋挛骨痛，瘫痪偏枯，或麻木，或瘙痒，此药极止疼痛，通经络，活血脉。

乳香另研　没药另研各一两　川乌头一两五钱　五灵脂淘净四两　麝香一钱

先将乳香、没药阴凉处细研，次入麝，次入药，再研匀，滴水和丸如弹子大。每服一丸，食后临卧薄荷酒磨下。

乌药顺气散治遍身麻痹，语言謇涩，口眼㖞斜，喉中气急有痰。

---

①　江子：即巴豆之古籍别名，典见《和汉药考》。

98

麻黄_{去节}　陈皮_{去白}　乌药_{各一钱}　炙甘草　白芷　桔梗_{各一两}　枳壳_{二两去穰，麸炒}　川芎_{洗去土}　白僵蚕_炒　干姜_{炒黑各五钱}

牵正散_{治口眼㖞斜，无他证者方可用。}

白附子　白僵蚕　全蝎_{并生用各等分}

为末，每服二钱，酒调下。

改容膏_{治同前，今日传之，明日改正，故曰改容。}

蓖麻子_{一两}　真冰片_{三分}

共捣为膏，寒月加附子、干姜各一钱。口眼㖞僻，在左，以此膏敷其右；在右者，敷其左。

或以鳝血、冰片敷之，或以蜣螂、冰片敷之皆良。

史国公酒药方_{治一切中风。}

防风_{去芦}　秦艽_{去芦}　油松节　虎胫骨_{酥炙}　鳖甲_{醋炙}　白术_{土炒，各二两}　羌活　萆薢　晚蚕沙_炒　当归　川牛膝_{去芦}　杜仲_{去皮姜炒，各三两}　苍耳子_{四两}　枸杞子_{五两}　干茄根_{去土八两}

豨莶丸

用五月五日、七月七日、九月九日采取豨莶草，阴干铺入甑中，用好酒层层匀洒蒸之而晒。如此九次，为末，炼蜜为丸，如梧桐子大。每服五十丸，空心无灰酒下。

中风口噤不开，宜用乌梅肉擦其牙关后，以铁物开之。或以苏合香丸擦牙，或以南星、冰片擦之皆良。如抉不开，用牙皂、生半夏、细辛为末，吹入鼻内，有嚏则生，无嚏则死。

不语

脾脉络胃，夹咽，连舌本，散舌下，心之别脉系舌本，心脾受风，故舌强不语。亦有因肾脉不上循喉咙者，用龟尿少许点舌神效取龟尿法：置龟于新荷叶上，以猪鬃于鼻内戳之，其尿立出。

独参汤治气虚中。

人参三钱

水煎服。

六君子汤治虚中有痰。

人参　白术各二钱　炙甘草　橘红各一钱　半夏二钱制白茯苓一钱五分　姜三片

煎服

姜附汤治寒中。

干姜　制附子各等分

冷服。

香薷饮治中暑之阴证。

香薷去根二钱　厚朴一钱五分　白扁豆炒一钱　甘草五分

本方加人参、白术、陈皮、茯苓、木瓜、黄芪，名十味香薷饮，虚者宜之。

调气平胃散治恶中。

木香　乌药　白豆蔻　檀香　砂仁　陈皮　厚朴姜汁炒各一钱　藿香一钱二分　甘草五分　苍术一钱五分　姜三片

灸法

恶中灌醒之后，如狂言妄语不休者，须以线带系定，二大拇指用艾炷灸两介甲，至七壮后服调气平胃散。

厥　门

厥也者，天地六淫之邪，人气五贼之变所致也。而其要不外乎阴阳乖违，气血拂逆两端而已。分而言之，则有寒厥、热厥、气厥、煎厥、薄厥、尸厥之殊。寒厥者，从五指至膝上皆寒，此阳气衰于下而阴凑之也，六味附子汤主之。热厥者，令人足下热，热气循阴股而上，此阴气衰于下而阳凑之也，大补丸主之。气厥者，由七情拂郁，阳气不能四达而手足厥冷也，八味顺气散主之。煎厥者，发于夏月，火炎精绝，如煎如熬而孤阳厥逆也，人参固本汤主之经曰："阳气者，烦劳则张，精绝辟积于夏，使人煎厥"，诸动属阳，故烦劳则扰乎阳，而阳气张大，则劳火亢矣，火炎则水干，故精绝，是以迁延辟积至于夏月，内外皆热，水益弱而火益亢，孤阳厥逆，如煎如熬，故名之曰煎厥也。薄厥者，大怒所致，而血菀于上，形气脱绝也，蒲黄汤主之经曰："大怒则形气绝而血菀于上，使人薄厥"，肝者，藏血而主怒，怒则火起于肝，载血上行，故令血菀于上，菀，乱也，薄，当风相薄之薄，血气乱于胸中，相薄而厥逆也。尸厥者，破阴绝阳，形

101

静如死，宜二十四味流气饮及苏合香丸主之五尸之气，暴注于人，乱人阴阳气血，上有绝阳之络，下有破阴之纽，形气相杂不相顺接，故令人暴厥如死，所谓"一息不运则机缄穷，一毫不续则宵壤判"也。于是证也，审其寒者，益火之源以消阴翳；热者，壮水之主以制阳光。气厥者，开郁顺气以宣发诸阳，补中益气以调其不足。煎厥者，救肾水而益阴精，扶肺金而清夏气。薄厥者，消其瘀血，安其血，畅其气而和其营。尸厥者，俾血气流动，使阳无绝络、阴无绝纽而已。另有阴厥、阳厥，编入伤寒方案，故不复言矣。

厥门方

六物附子汤治寒厥。

附子　肉桂　防己各四钱　炙甘草二钱　白术　茯苓各三钱

大补丸治热厥。

黄柏一物炒褐色，为末作丸服，或煎服亦可。

八味顺气散治气厥①。

白术　人参　白芷　白茯苓　台乌药　陈皮各一钱甘草五分

人参固本丸治煎厥。

人参二两　生地黄　熟地黄　天门冬　麦门冬各四两为末作丸服。若煎服更妙。轻者减半。

---

① 八味顺气散：考《世医得效方》，当有青皮。

102

蒲黄汤治薄厥。

蒲黄一两

炒褐色，清酒十爵沃之，温服。

二十四味流气饮治尸厥。

陈皮　青皮　炙甘草　厚朴　紫苏　香附各四钱　大腹皮　丁香皮　槟榔　木香　莪术炮　肉桂　草果　藿香各一钱五分　人参　麦门冬　赤茯苓　白术　枳壳　石菖蒲　木瓜　白芷　半夏各一钱　木通二钱

生姜二片、水四碗，煎二碗服。

痫　门

痫疾之源，得之于惊，或在母腹之时，或在有生之后，必以惊恐而致疾，故曰"惊痫"。盖恐则气下，惊则气乱，恐气归肾，惊气归心，并于心肾则肝脾独虚。肝虚则生风，脾虚则生痰，风痰积蓄，蓄极而通。其发也暴，发则仆地厥气并于上，上实下虚，清浊倒置，故令人仆，闷乱无知浊邪干乎天君，而神明壅闭也，故令闷乱无知，嚼舌舌者，心之苗，而脾之经络通于舌本，阳明之经络入上下齿缝中，故风邪入于心脾则舌自挺，风邪入于阳明则口自噤，一挺一噤，故令嚼舌，吐沫吐沫者，风热盛于内也，此风来潮汹之象，背反张，目上视背反张、目上视者，风在太阳经也，是太阳之经，起于睛明，夹脊而下，风邪干之则实而劲急，故目上视而背反张也，手足搐搦风属肝木，肝木主筋，风热盛于肝，则一身之筋牵掣，故手足搐搦也，搐者，四肢屈曲之名，搦者，十指开握之义也，或作六畜声者是也或作六畜声者，风痰鼓其气窍而声自变也，譬之美笛焉，六孔闭塞不同，而宫商别异也。以续命汤加紫苏、陈皮主之。惊痫气实者，利惊丸主之。一月数发者易治，过年一发者难治。此虚实之判也，实者攻之，虚者补之可也。

痫 门 方

续命汤加紫苏陈皮方治痫疾。

竹沥一升三合　生姜汁五合　生地黄汁一升　龙齿煅研末　防风　麻黄各四两　防己　附子炮　石膏　桂枝各二两　陈皮去白　紫苏各五钱

是方也，有麻黄、桂枝、防风、紫苏，可以泄在经之邪；有竹沥、姜汁、陈皮，则可以行痰涩之滞；有生地汁、石膏，则可以清心肺之热；有龙齿可以安魂；有防己可以通塞；若夫沉痼之痰，非附子不足以行其滞，而其火热之性，又足以益火之源而消阴翳，譬之太阳中天，幽谷之翳障无不消灭，此古人用附子之意也。

利惊丸治惊痫气实者。

青黛　轻粉各一钱　牵牛末五钱　天竺黄二钱

为末，蜜丸如黍米大。每服一钱，得利即止，利止后再服。

茶子①吐法

---

①　茶子：苦寒，有毒，主治喘急咳嗽，去痰垢。

痫证宜下，宜吐。茶子，苦而善涌，能吐顽痰。用者宜取一升捣烂，以水五升，煎汤二升五合，令患人先一夕勿食夜膳，次早以帛束其少腹，于无风处饮而行之。得大吐便止，不必尽剂。

癫狂门

黄帝问曰："有病怒狂者，此病安生？"岐伯对曰："生于阳也。"帝曰："何以使人狂？"岐伯曰："阳气者，暴折而难决，故善怒也，病名曰阳厥。"帝曰："何以知之？"岐伯曰："阳明者，常动巨阳，少阳不动，不动而动，大疾，此其候也。"帝曰："治之奈何？"岐伯曰："夺其食即已，夫食入于阴，长气于阳，故夺其食即已。使之服生铁洛为饮，夫生铁洛者，下气疾也。"鹤皋吴子曰："多喜为癫，多怒为狂，皆失心也。癫者，精神不守，语言错乱，妄见妄言，登高詈骂是也。狂者，少卧少饥，自贤自贵，妄笑妄动，升高而歌，弃衣而走是也。癫病者，责之并于肝；狂病者，责之并于心也。此皆实证，宜泻不宜补，须以大黄之苦寒降泻其实，数日之后方可与食。但得宁静即为小康，不可以其瘦弱减食，而即以滥药补之，饮食饱之，病一再发，不可复救矣，故曰："损其谷气则病易愈"，所以然者，食入于阴气，长于阳故也。若夫久病者，无实可泻，惟安其神而已，经曰："主不明则十一官危，故视听言动皆

105

失其职，以此养生则殆，主明则下安，故视听言动皆得其职，以此养生则寿，没世不殆"，此之谓也。

癫狂门方

大黄一物汤治癫狂。

大黄四两，酒浸一宿

水三升煎，分三分服，不已再作。

麻仁饮治癫风。

麻仁四升

水六升，煎七合，空心服。

麻仁，润药也，多与之令人通利，故足以泻癫风，然可以济火，可以泽肝，可以润脾，可以濡肾，有攻邪去病之能，无虚中坏气之患，足称良也。

苦参丸治发狂无时，披头大叫，欲杀人，不避水火。

苦参一物为末，蜜丸如梧桐子大。每服五十丸，薄荷汤下。

上件诸证，皆神明内乱也，故古人病狂谓之"失心"，苦参主心腹结气，故足以治时热狂言。

灵苑三物散治失心癫。

辰砂一两，要光明有墙壁者　酸枣仁五钱微炒　乳香五钱，要光莹者

为末，作一服，温酒调下，善饮者以醉为度，勿令吐。服药讫，便令静处熟卧，病浅者半日至一日觉，病深者三四日觉。令人潜伺之，不可惊触使觉，待其自醒，则神魂定矣。万一惊寤，不可复治。

106

本事方以此方加人参一两，名宁志膏，炼蜜作丸如弹子大，每服一丸，薄荷汤下，此许学士治癫方。

白金丸治癫狂失心。

白矾三两　　郁金七两，须四川蝉腹者为真

俱为末，糊丸如梧桐子大。每服五六十丸，温汤下。

《本事方》云："昔有一妇人癫狂失心，数年不愈，后遇至人授此方，初服觉心胸有物脱去，神气洒然，再服顿愈。"至人云："此病因忧郁得之，痰涎包络心窍，此药能去郁疾也。"

惊气丸治惊癫失心。

附子　　木香　　白僵蚕　　白花蛇　　橘红　　天麻各五钱　干葛二两　　麻黄五钱　　麝香五分　　脑子二分　　朱砂一钱，留半为衣　　天南星姜汁浸一宿　　紫苏各一两

挟热者去附子加铁粉。

俱为细末，炼蜜丸如龙眼大。每服一丸，金银薄荷汤下。

云母石

此物性寒，质重而明，寒可以胜热，重可以镇心，明可以安神。故纪明用之汤液，以疗开元宫人。

头 痛 门

头为天象，六腑清阳之气、五脏精华之血皆会于

此，故天气六淫之邪、人气五贼之变，皆能相害。邪气与真气相薄，或蔽覆其清明，或瘀塞其经络，经气逆上，干于清道，不得运行，郁而成疾。分而言之，头痛循风府而上者，则为脑风风府，督脉穴，在项后发际下一寸。头面多汗恶风，未痛之前一日或身热，或似寒非寒，或似热不热，至于痛之日前病稍减者，名曰首风二条皆太阳头痛，宜用桂枝汤。头痛二三年不已，齿亦痛者，名曰厥逆寒也。头痛在巅顶者，肾虚不足以摄膀胱之火也，头痛耳鸣，或九窍不利，胃气虚也即中气。头痛发热恶寒而渴者，肾经之风火也，白虎汤加白芷。头痛，胸满咽酸，噫如败卵臭，恶食发热，而身不痛者，内伤饮食也，香附枳术丸。鱼尾眉尖后近发际名曰"鱼尾穴"上攻痛者，血盛也。头痛目赤，下寒足胕为甚，大便微秘者，腑有实热也。头痛而偏者，左血虚而右气热也丹溪曰："湿土生痰，痰生热，热生风，是以头风为病，多见于嗜酒之人也，偏于一边而痛者，其说有二焉，一则曰气血有虚实，实属热，虚属寒，左属血分，右属气分，偏于左者，多为血虚，偏于右者，多为气热也，一则曰身半以上，天气居之，天不足西北，故俱感邪而右甚也，头风致鼻塞者，鼻气通于天，清阳往来之窍，风盛则气壅矣。头痛而起核块，或头中如雷鸣者，名雷头风，清震汤。头痛甚则脑尽痛，手足青而寒至节，名真头痛，旦发夕死，夕发旦死，灸百会穴，猛进大剂参附，亦有生者。至若脱帽而痛减者，实痛也；得温而痛止者，虚痛也；抽掣恶风者，风痛也；头重而天阴转甚者，湿痛也；昏重而欲吐不休者，痰痛也；烦心恶热者，热痛也；细急

108

而恶寒战栗者，寒痛也；头痛闻艾气而减者，虫啮也。气虚痛者恶劳动，其脉大；血虚痛者善惊惕，其脉芤。头痛目有多因，而古方每用风药，何也？盖高巅之上，惟风可到，味之薄者，阴中之阳，自地升天者也，在风寒湿者，固为正用，即虚与热者，亦假之以引经。须知新而暴者，但名"头痛"；深而久者，则曰"头风"。头风必害眼者，经所谓"东风生于春，病在肝"，目者肝之窍，肝风动，则邪害空窍也。

头痛门方

清空膏 丹溪曰："东垣清空膏，诸般头痛皆治，惟血虚头痛，从鱼尾相连者勿用，太阳厥阴巅顶痛，宜来复丹等药，亦非此膏所能治"。

羌活　防风各一两　柴胡七钱　炙甘草一两五钱　川芎五钱　黄连炒一两　黄芩三两一半酒炒，一半生用

俱为细末。每服三钱，茶调如膏，抹在口中，少用白汤临卧送下。

来复丹 一名养正丹，一名黑锡丹，一名三和丹，治巅顶痛，兼治中风上盛下虚、里寒外热，及中暑泄泻如水。

硝石一两　舶上硫磺要透明者一两，二味共为末，入磁碟内微火炒，柳条搅火，不可太过，恐伤药力，再研极细末，名"二气末"　太阴玄精石水飞一两　五灵脂水澄去沙晒干　青皮去白　陈皮去白，各二两

将五灵脂、青皮、陈皮为末，次入玄精石末及前二气末，拌匀，好醋打糊为丸，如豌豆大。每服三十丸，

空心米饮下。

透顶散治新久偏正头风及夹脑风。

细辛表白者三茎　瓜蒂七个　丁香三粒　糯米七粒　冰片　麝香各一分五厘

将冰、麝研极细，将前味研匀，另自治为末，然后入乳钵内，与冰、麝和匀，瓷瓶蜜固，留孔一大豆许，随患人左右鼻，擤之良久，出涎碗许则安。

玉壶丸治风痰吐逆，头痛目眩，胸满吐涎。

天南星生　半夏生各一两　天麻五钱　白面三两

为末，水丸如梧桐子大。每服三十丸，用水一碗先煎沸，下药煮，候药浮即熟，漉起生姜汤下。

玉真丸治肾虚逆上头痛，谓之肾厥。

硫磺二两　石膏煅赤研　半夏汤洗　硝石研，各一两

俱为末，生姜汁丸如梧桐子大，阴干。每服二十丸，姜汤下，灸关元穴百壮。寒甚者去石膏，用钟乳石粉。

沉香降气散治气壅痞塞头痛。

沉香二钱八分　砂仁七钱五分　香附盐水炒去毛，六两二钱五分　炙甘草五钱五分

为极细末，每服二钱，淡姜汤下。

既济解毒汤治上热头目赤肿而痛，烦闷不得安卧，下体寒，足胻尤甚，大便微秘。

大黄便通者毋用　黄连酒炒　黄芩酒炒　甘草炙　桔梗各二钱　柴胡　升麻　连翘　当归身各一钱

食后服。

110

芎犀丸治偏正头风，鼻流臭涕，服他药不效者。

川芎　朱砂水飞　石膏研　片脑各四两　人参　茯苓　炙甘草　细辛各二两　犀角　栀子各一两　阿胶炒一两五钱　麦门冬三两

为细末，蜜丸如弹子大。每服一丸，食后茶送下。

清震汤治头面疙瘩，或间雷声。

升麻　苍术制，各四钱　青荷叶一个

水煎，食后服。

普济消毒饮子治大头瘟，肿甚者，宜砭刺之。

黄芩　黄连各八分　人参五分　橘红　玄参　甘草生，各四分　连翘　牛蒡子　板蓝根　马屁勃①各三分　白僵蚕炒　升麻各二分　柴胡　桔梗各五分　薄荷六分

水煎服。便秘加酒煨大黄一钱。

选奇汤治眉棱骨痛。

防风　羌活各三钱　黄芩一钱酒炒　甘草三钱，夏生冬炙

生熟地黄丸治肝虚头痛目暗。

生地黄　熟地黄各一斤半　甘菊花去蒂一斤　石斛　枳壳　防风　牛膝各一两　羌活　杏仁各四两

俱为末，蜜丸如梧桐子大。每服三钱，以黑豆三升，炒令烟尽，淬好酒六升，每用半盅，食前送下。

导痰汤治痰饮头痛。

半夏制四两　天南星炮去皮　枳实麸炒　橘红　赤茯苓

---

① 马屁勃：即马勃之别名。

各一两　甘草五钱炙

每服四钱，生姜十片，水煎，食后服。

辛夷散治头风鼻塞。

辛夷　天南星　苍耳　黄芩酒炒　川芎

三五七散治大寒中于风府，令人头痛，项筋紧急。

细辛一两五钱　防风四两　干姜炮二两　附子三枚　山茱萸去核　茯苓各三两

为末，每服二钱，温酒食前送下。

瓜蒂散搐鼻法湿注于巅顶之上，头目偏痛者。

苦瓜蒂　赤小豆等分

研细末，令病人噙水一口，以瓜蒂散一字二分半为一字吹入痛边鼻中，泄出黄水即减。

偏头风

蓖麻子五钱去壳　大枣十五枚去核

共捣如泥，涂绵纸上，用筋一枝卷之。去筋纳鼻中，良久取下，流涕即止，极效。或用生萝卜汁，仰卧注鼻中，左痛注右，右痛注左，亦效。

伤食头痛胸满，咽酸，噫败卵臭，恶食，虽发热而身不痛，香砂枳术丸。

头痛九窍不利，属气虚，补中益气汤。

眉尖后近发际曰"鱼尾"，鱼尾上攻头痛，属血虚，四物汤加薄荷。

动作头痛，胃热也，酒炒大黄五钱，浓茶煎服。

热头痛目赤，下寒，足胻寒更甚，大便秘，既济解毒汤。

出血法此秦鸣鹤治唐高宗法也。

风眩头重，目视不明，此风毒上攻，宜砭刺百会穴及脑户出血，候血变，目即能视矣。

心腹诸痛门

心为十二官之主，非可痛者，故心无真痛，真痛则死，《内经》所载无真心痛之文，但曰厥心痛。与背相控善瘛，如从后触其心，伛偻者，肾心痛也；腹胀、胸满，心痛尤甚，胃心痛也；如以锥针刺其心，心痛甚者，脾心痛也；色苍苍如死状，终日不得太息，肝心痛也；卧若徒居，心痛，间动作痛益甚，色不变，肺心痛也。近世所言心痛，乃胸膈痛与胃脘痛，非心痛也，其胸膈胃脘之痛与心痛别者，心在岐骨陷处，胸膈在陷处之上，胃脘在陷处之下也。胸膈与胃脘之痛，方论分为九种，曰饮、食、热、冷、气、血、悸、虫、疰是也。出于饮者，内有停水，恶心烦闷，时吐黄水，甚则摇作水声，或饮水辄痛，宜小胃散或胃苓汤。出于食者，食积饱闷，噫气如败卵臭，拒按，得食辄甚，痛在胸膈则用瓜蒂散，痛在胃脘则用承气汤。出于热者，忽痛忽止，或往或来，口渴喜冷，便闭，痛在胸膈则用四消丸，痛在胃脘则用平胃散加黄连。出于冷者，其痛绵绵，无增无减，欲得热手按，复喜热饮食，宜术附汤或

113

丁香止痛散。出于气壅者，痛如攻刺，宜三因七气汤。出于死血者，饮下作呃，宜韭汁酒或手拈散。出于悸者，痛而心烦，发热动悸，此为虚伤，宜妙香散。出于虫者，面有白癜，唇黑，或不吐不泻，饥则痛甚，而饱则否，或痛后能食，或口中沫出，宜剪红丸上半月虫头向上易治，下半月虫头向下难治，先以鸡肉汁或蜜糖饮之，引虫头向上，随服剪红丸，蛔虫啮心，痛有休止，或吐蛔虫，蛔动则恶心呕吐，宜服乌梅丸、芜荑散。由于鬼疰者，痛则昏愦，妄言，或阴雨即发，用苏合香丸。

两胁作痛，责之少阳胆。左胁痛为肝邪，多由留血；右胁痛为肝移邪于肺，多由痰气。东垣曰："左胁痛者，肝气实也。"肝实者，不得转侧，喜太息，肝虚则痛引胸背。胁痛而日轻夜重，或午后热者，死血也。胁痛而下有一条耕起，积食也，即所谓胁下鞭满者是也。

腹痛分为三部。脐以上痛者为太阴脾，当脐痛者为少阴肾，少腹痛者为厥阴肝。其痛亦有九种，与胸膈胃脘之痛约略相同。腹痛而有时眩晕，或吐冷涎，或下白积，或得辛辣热汤而暂止者，痰也，宜二陈汤鹤皋曰："凡腹痛连于胁膈，多是饮食痰涎填塞至阴，抑遏肝胆之气，宜吐之"；腹痛甚，大便后稍减者，食积也，宜枳术丸；腹痛而身重囊湿，小便不利，大便溏泄者，湿也，宜四苓散；时痛时止，热手按而不散者，热也，宜平胃散加黄连；绵绵而痛，痛无增减，欲得热手按及喜热饮食者，寒也，宜吴茱萸汤或丁香止痛散；痛而腹胀者，气也，宜用砂仁、木香之属；痛在少腹，有定处而不移者，死

114

血也，宜桃仁承气汤；心腹懊忱，往来上下，痛有休止，或有块耕起，腹热善渴，面有白瘢，或乍青乍白，吐清水者，虫也，宜剪红丸、乌梅丸之属。刘守真曰："腹中绞痛，欲吐不吐，欲泻不泻者，名曰干霍乱俗名绞肠痧"，不可服药，服药即死，以盐汤和童便服而探吐之，或以芒硝三分调热水，待温与服而泻之。

李士材曰："近世治痛，有以为诸痛属实，痛无补法者；有以为痛则不通，通则不痛者；有以为痛随利减者。互相传授，以为不易之法。不知形实病实，便闭不通者，乃为相宜，若形虚脉弱，食少便泄者，岂容混治。经曰'实实虚虚，损不足而益有余。'如此死者，医杀之耳。须知痛而胀闭者多实，不胀不闭者多虚；拒按者为实，不拒按者为虚；喜寒者多实，爱热者为虚；饱则甚者为实，饥则剧者多虚；脉实气粗者为实，脉弱气少者多虚；新病年壮者多实，久病年衰者多虚；补而不效者为实，攻而愈剧者为虚。实者固可通利，虚者安可通利乎？故表虚而痛者，阳不足也，非温经不可；里虚而痛者，阴不足也，非养营不可；上虚而痛者，以脾伤也，非补中不可；下虚而痛者，脾肾败也，非温补命门不可。如泥痛无补法，则杀人惨于利刃矣。"

心腹诸痛门方

丁香止痛散治寒气腹痛。

丁香　小茴香　良姜炒　甘草

盐汤探吐法治腹痛连胁膈，手足冷，脉伏匿。

炒盐五钱　　温汤一碗

和服探吐。

三因七气汤治七气相干，阴阳不得升降，攻冲作痛。

半夏五钱制　　茯苓四钱　　厚朴三钱制　　紫苏二钱

玄胡酒治妇人气血攻利，疼痛连于胁膈。

玄胡索一两为末炒香　　清酒一升，淬入玄胡

温服。

韭汁酒治死血作痛，胁膈时常疼痛，得热则减，得寒则增者便

是。

韭菜汁、清酒等分，和服。

雄槟丸治虫痛，不吐不泻，淡食而饥则痛，厚味而饱则否。

雄黄　　白矾　　槟榔各等分

为末，饭丸如黍米大。每服五分，食远服。

抑青丸治左胁作痛。

黄连吴茱萸汤润一宿，曝乾

为末作丸，日服三钱。

手拈散治血滞，心腹作痛。

玄胡索醋炒　　五灵脂醋炒　　草果　　没药各等分

为细末，每服三钱，热酒调下。

金铃子散治热厥心痛，或作或止。

金铃子　　玄胡索各二两

为末，每服三钱，酒调下。

术附汤治寒厥心痛，脉微气弱。

附子炮一两　　白术炒四两　　甘草炙一两

为末，每服三钱。姜五片、枣一枚，水煎，食前服。

116

芜荑散治虫咬心痛，贯心则杀人，宜亟服之。

芜荑　雷丸各三钱　干漆炒至烟尽一两

为末，每服三钱，温水调服。

秦川剪红丸治虫血成膈气。

雄黄另研　木香　槟榔　三棱煨　蓬术炒　贯仲　干
漆炒烟尽　陈皮各一两　大黄一两五钱

为末，面糊为丸如梧桐子大。每服五十丸，米饮
下。

补肝汤

山萸肉　甘草　桂心各三两　桃仁　柏子仁　细辛
茯苓　防风各一两　大枣二十四枚

水九碗，煎四碗，分三服。

柴胡疏肝散

柴胡　陈皮醋炒各二钱　川芎　芍药　枳壳炒各一钱五
分　甘草炙五分　香附一钱五分

食前服。

推气散治右胁痛，胀满不食。

片姜黄　枳壳炒　桂心忌火，各五钱　甘草炙二钱

为细末，每服三钱，姜汤下。

枳芎散治左胁刺痛。

枳实　川芎各五钱　甘草炙二钱

为细末，每服三钱，姜汤送下。

导痰汤治痰饮痞塞为痛。

半夏制四两　天南星泡去皮　枳实炒去瓤　赤茯苓　橘
红各一两　甘草炙五钱

每服四钱，姜十片，水煎，食后服。

桂枝散治惊气伤肝，胁中疼痛。

枳壳二两　桂枝一两

为细末，每服二钱，姜、枣汤调下。

芍药甘草汤一名戊己汤，治腹痛如神。

芍药四钱　甘草二钱

大金花丸

黄连　黄柏　黄芩　大黄各等分

为末，水丸，每服二钱，白汤下。

万应丸取虫积如神。

黑丑取头末　大黄　槟榔各八两　雷丸醋煮　木香各一两　沉香五钱

将黑丑、大黄、槟榔一处为末，以大皂角、苦楝皮各四两煎汤，泛为丸，如绿豆大。以雷丸、木香、沉香为衣，每服三钱，五更用沙糖水送下。

芭蕉汤治癍沙腹痛如神。

陈芭蕉扇小半把，洗净剪碎，水一碗，煎八分温服。

砭刺法治癍沙腹痛如神。

将针刺内䐃穴，出紫血，痛立止。

干霍乱，俗名斑沙痛，欲吐不吐，欲泻不泻者是也。此证切不可服药，服药即死，以炒盐三钱，和温汤探吐。

又一法，用芒硝二三分，温汤调下，痛立止。

118

腰 痛 门

腰者，肾之府也。肾乃作强伎巧之官，闭蛰封藏之本。肾水无亏，则六气焉得而干之。惟劳于房事，精舍空虚，则寒、湿、风、热、瘀血、滞气、痰积皆得以袭之矣。是以水衰则阳光独治而令肾热，热而痛者，发渴便闭，脉来洪数，宜青娥丸加知、柏。火衰则阴翳袭之而令肾寒，寒而痛者，得热则减，得寒则增，宜八味地黄汤。因肾虚而肝脾之气凑之肝气，风也；脾气，湿也，则令腰膝实而作痛，屈伸不便，筋骨俱病，冷痹无力《灵枢经》曰："能屈而不能伸者，痛在筋；能伸而不能屈者，病在骨，屈伸不便，筋骨俱病，"冷痹者，阴邪实也，无力者，气血虚也，是当以独活寄生汤治之，盖用辛温以举肝脾之气，肝脾之气升则腰膝勿痛矣。养阴以补肝肾之血，肝肾之阴补，则足得血而能步矣；益气以长诸脏之阳，诸脏之阳生，则冷痹去而有力矣。凡腰痛，冷如坐井，重若有物，天阴必发者，肾着于湿也，名曰"肾着"，宜肾着汤、渗湿汤。复须燥以胜之，旸以曝之。痛无常处，牵引两足者，风痛也，宜牛膝酒。劳役负重而痛者，跌扑损伤也，宜橘核酒。转动若刀锥之刺，大便黑，小便或黄或赤，日轻夜重者，瘀血也，宜六味汤或四物汤加桃仁、红花，甚者加乳香、没药。腰痛而虚气上腾，至膈而止，或痛引肩胁者，气滞也，宜逍遥散加香、砂之属。

119

腰痛而有时眩晕，或多喘嗽，或唾痰不休者，痰积也，宜二陈汤加竹沥、姜汁。腰痛由于痰积而挟寒者，宜桂附理中汤加竹沥、姜汁。腰肢痿弱，脚膝酸软，其痛悠悠隐隐而不甚者，肾虚也。虚痛之中，当分寒热二候：力怯气短，小便清利者，虚而寒也，宜八味汤；小便黄赤，火常上炎者，虚而热也，宜六味汤加知、柏。腰痛久则热化为寒，必用官桂开之方止。要而言之，肾者，坎象也，真阴寓焉，元阳寓焉，外邪一入，正气必虚，此脏一病，百骸皆损。故于是证也，审是虚者，必当大补气血。虽由外邪所感，驱逐之剂中病即已，外邪一除，速加补剂，令水火渐复，不致肾气亏损，庶无后患也。

腰痛门方

青娥丸加黄柏、知母治肾虚腰痛。

破故纸酒浸微炒　萆薢童便浸一宿　杜仲姜汁炒　黄柏盐水炒　知母酒炒　牛膝去芦，各四两　胡桃八两去皮炮

蜜丸。

独活寄生汤治肾虚受风受湿，肝脾之气袭之，腰腿拘急，筋骨挛痛，屈伸不得，步履艰难，冷痹无力。

独活　桑寄生如无，用续断　杜仲炒　牛膝　细辛　秦艽　茯苓　桂心　防风　芎䓖　人参各一两五钱　甘草　当归　芍药　熟地黄各一两

研末，每服五钱。汤药分作十剂，每剂加生姜五片，食前服。

青娥丸治肾虚腰痛。

补骨脂炒四两　杜仲姜汁炒四两

为末，胡桃肉三十个研膏，入熟蜜少许，丸如梧桐子大，每服四钱，酒送下。

无比山药丸治肾虚腰痛。

赤石脂煅　茯神　山萸肉　熟地黄　巴戟去心　牛膝酒浸　泽泻各一两　杜仲姜汁炒　菟丝子酒浸　山药各三两　北五味子六两　肉苁蓉酒浸四两

俱为细末，蜜丸如桐子大，每服三钱，酒送下。

猪腰方治肾虚腰痛。

猪腰一对　青盐三钱　杜仲末五钱　人参末一钱

将猪腰剖开，入三味药末于内，湿纸裹煨熟，空心食。

牛膝酒

牛膝　川芎　羌活　地骨皮　五加皮　甘草　薏苡仁各一两　海桐皮一两　生地黄

俱为粗末，绢袋盛入好酒二斗，浸七日。每服一杯，日服三四杯，令酒气不绝为佳。

肾着汤治肾虚伤湿，腰中如带五贯钱，腰冷如坐水中，不渴，小便清白，此证名为"肾着"。

干姜炒　茯苓各四钱　甘草炙　白术各二钱

空心温服。

渗湿汤治寒湿所伤，身体重着，如坐水中，小便赤涩，大便溏泄。

苍术制炒　白术炒　甘草炙各一两　茯苓　干姜炮各二

两　橘红　丁香各二钱五分

每服四钱，姜三片、枣二枚，水煎服。

摩腰膏治老年腰痛，女人白带。

附子尖　乌头尖　天南星各二钱五分　朱砂　雄黄　樟脑　丁香各一钱五分　干姜一钱　麝香五分

俱为细末，蜜丸如龙眼大。每用一丸，生姜汁化开如厚粥，火上烘热，放掌上摩腰中，候药尽，即烘绵衣裹紧。腰热如火，间二日用一丸。

甘豆汤治风热腰痛，二便不通。

黑豆二合　甘草二钱　生姜七片

煎服，间服败毒散。

败毒散风热证通用。

羌活　独活　前胡　柴胡　人参　茯苓　甘草　枳壳炒　桔梗　芎劳各等分

每服三钱，生姜五片。

橘核酒治跌打损伤，瘀血作痛。

橘核炒去皮

研细末。每服三钱，酒送下。

疝 气 门

《内经》曰："任脉为病，男子内结七疝，女子带下瘕聚。"诸种疝证，无不原于任脉，非肝木受邪，即肝经自病也。任脉为病者，从少腹上冲心而痛，不得大小便，为冲疝，宜木香散；肝经自病者，卧则入腹，立则入囊，为狐疝，宜蜘蛛散狐疝者，似狐之昼出穴而溺，夜入穴而不溺，故名之也。小肠、膀胱与胆，三阳为病，发寒发热，顽痹不仁，睾丸肿大，如升如斗，为㿉疝，宜三层茴香丸或荔枝散。脾脉虚大，脾虚而肝木乘之，怒则随气厥逆上升为厥疝，宜当归四逆汤或木香楝子散。脾受所不胜之邪，传于所胜，则寸脉沉溺，少腹热痛，白精自出，腹内有瘕，状如王瓜，为瘕疝《内经》名为"疝瘕"，宜乌头栀子汤，或加橘核、桃仁、吴茱萸。肝木乘胃则肝脉滑甚，腹中筋急，囊内有脓血，甚则出脓血为㿗疝①，宜补㿗汤。其脾受肝邪而传肾者，又或脾脉滑甚，或肾脉滑甚，内则裹脓血，外则小便闭，为㿗癃疝，宜加味通心散或五苓散加桃仁、山楂。此冲、狐、㿉、厥、瘕、㿗、㿗癃，乃《内经》之七疝也。后张子和亦有七疝，曰寒、水、疝②、血、气、狐、㿉是也。腰痛引睾丸，屈而不伸，囊冷硬如石，阴茎不举者，寒疝也，宜吴茱萸加附子汤寒疝之出，必是寒客下体，坐卧于卑冷，涉于寒渊之所致也，寒气自外而入内，束其少火，郁其肝气，故令腰痛，痛而引睾丸者，肝之经络环阴器故也，寒主收引，故令屈而不伸。肾囊肿大，阴汗不绝，或按小腹作水声者，水疝也，宜升阳除湿汤水疝者，得之饮水、醉酒，劳于使内，盖饮水、醉酒则湿胜矣，劳于使内则肾气虚，肾气虚则湿流于坎者势也，

---

① 㿗疝：疝之一种，出自《灵枢·邪气脏腑病形》。

② 疝：据后文，当是"筋"之误。

故令肾囊肿大如水晶，阴汗不绝如罅漏也。茎筋挈痛，挺胀不甚，或白物随溲而下者，筋疝也，宜甘草梢乌豆汤此以邪术得之，邪术者，房术春方也，是宜解毒以缓急。外肾因扑损而伤，睾丸偏大，有时疼痛者，血疝也，按摩则愈夜分之时，自以一手托其下，一手按其上，由轻至重丸弄百回，弥日之间，瘀血尽散，诚妙术也，虽年深日久，无不愈之。抑郁则睾丸肿大，悲哀则不药而消者，气疝也，宜虎潜丸邪之所凑，常乘其虚，抑郁而睾丸肿大者，肝气乘肾之虚也，悲哀不药而消者，气有所泄也。昼肿夜消者，狐疝也，宜补中益气汤加黄柏、知母昼，阳也；夜，阴也，昼病而夜否者，气病而血不病也。父子相传，睾丸虽大而无疾苦者，癞疝也，不必治得于有生之初，非若有生之后，三因所致之疾，故不必治。或有先是癞疝，后来疼痛疾苦者，此兼前件六证也，宜于前证之方消息之。书有言其要者，曰"寒则多痛，热则多纵。湿则肿坠湿者囊湿，虚者亦肿坠虚者囊燥。在血分者不移，在气分者多动。"睾丸有两，左丸属水，水生肝木，木生心火，三部皆司血，统纳左之血者，肝也。右丸属火，火生脾土，土生肺金，三部皆司气，统纳右之气者，肺也。是故诸寒收引，则血注而归肝，下注于左丸，诸气愤郁，则湿聚而归肺，下注于右丸。故患左丸者，痛多肿少；患右丸者，痛少肿多，此确然者耳。凡病疝，诸药罔效，久而不愈者，其气必虚，不拘何疝，服补中益气汤百剂，而自无不愈者。盖清升浊降，则天冠地履，各得其所，无悖逆之患也，何疝之有？

　　小肠气者，少腹引睾丸而痛连腰脊，睾丸上而不下者是也。此因小肠虚弱，则风寒乘间而入，引睾丸而上冲肝肺也，宜马楝丸。

膀胱气者，小腹痛肿，不得小便是也，宜用五苓散，续用硇砂丸。

疝气门方

木香散治冲疝，肝邪上厥，痛闷欲绝。

木香　陈皮　良姜　干盐　诃子　枳实各一钱五分
草豆蔻　黑牵牛　川芎各一钱

水煎，空心服。

蜘蛛散仲景以之治狐疝。

蜘蛛十四枚，去头足微炒，雷公云："蜘蛛勿用五色者、身上有刺毛者、薄小者，须用屋西南有网、身小尻大、腹内有苍黄色者佳"　肉桂五分

为末，每服二钱。

三层茴香丸治一切疝如神，癫疝尤为要药。

第一料

大茴香一两，拌盐五钱炒，和盐秤　沙参　木香各一两
川楝子去核炒一两

俱为末，水煮米糊为丸，如梧桐子大。每服二钱，空心盐汤下，日三服，才完便接第二科。

第二料

照前方加荜茇一两、槟榔五钱，共前药六味，重五两五钱。为末，糊丸，服法如前。若未愈，服第三科。

第三料

照前二方加白茯苓四两、附子制一两，共前八味，重十两五钱，糊丸。服法同前。但每服三钱，虽三十年之久，大如栲栳者，皆可除根。

荔核散治阴丸肿大，痛不可忍。

荔枝核十四枚，用新者烧存性　沉香　大茴香炒　木香　青盐　食盐各一钱　川楝肉　小茴香各二钱

俱为末，每服三钱，空心热酒调服。

转绝丸治木肾不痛者，即癞疝。

天南星　半夏　黄柏　苍术　枳实　山楂　白芷　神曲　滑石　吴茱萸　昆布各等分

酒糊丸，空心盐汤送下。

雄楮丸治同前。

雄楮叶不结子者

晒干为末，酒糊丸。每服三钱，盐汤下。

一法用马鞭草捣涂患处，神效。

地黄膏子丸治男妇疝气，奔豚气块，小腹控睾而痛，上冲心腹。

血竭　沉香　木香　广皮炮　玄胡索　人参　蛤蚧　当归　川芎　川楝子麸炒　白术炒　续断　全蝎　茴香　柴胡　吴茱萸　没药　青皮　肉桂已上分两无有定数，随证加减

俱为细末，地黄膏子为丸，如梧桐子大。空心温酒下二十丸，日加一丸，至三十丸。

当归四逆汤治厥疝。

当归尾_{七分}　附子_炮　官桂　茴香_炒　柴胡_{各五分}
白芍药_{四分}　玄胡索　川楝子　茯苓_{各三分}　泽泻_{二分}

水煎，空心服。

川苦楝散_{治同前。}

木香　川楝子_{巴豆拌炒，去豆}　茴香_{盐炒，去盐}

各等分，为末。每服二钱，空心酒调下。

木香楝子散_{疝气久不愈者，服此神效。}

石菖蒲_{一两炒}　青木香_{一两炒}　草薢_{五钱}　荔枝核_{二十}
_{枚烧存性}　川楝子_{三十枚，巴豆二十枚，去壳同炒黄赤色，去巴豆}

俱为细末，每服二钱，入麝香少许，空心炒茴香盐
酒调下。

乌头栀子汤_{治癫疝，内有郁热，外有寒束。}

川乌头_炮　栀子仁_{炒，各三钱}

空心服。

解㿗汤_{治疝㿗，丹溪云："阳明受湿热，传入太阴，发热恶寒，小腹闷痛者，疝㿗也"。}

栀子_炒　桃仁_炒　枳实　山楂_{各等分}

加姜汁。

补㿗汤_{治㿗疝，内有脓血。}

桃仁_{炒十四粒}　玄胡索_{一钱}　甘草_{八分}　茯苓_{一钱}　白
术_{三钱}　枳壳_{一钱}　山楂　橘核_{炒去皮尖各二钱}　荔枝核_一
_{钱五分，用新者炒}

空心服。

加味通心散_{治㿗癃疝，内有脓血，小便不通。}

瞿麦穗　木通_{去皮}　栀子_{去壳}　黄芩　连翘　甘草

枳壳　川楝子_{去核}　归尾　桃仁_炒　山楂_{各等分}

为末，每服三钱，灯心二十茎、车前草_{五茎}煎汤，空心调服。

硇砂丸

木香　沉香　巴豆肉_{各一两}　铜青_{五钱研}　青皮_{二两}
硇砂_{一钱研}

将木香、沉香、青皮三味，同巴豆慢火炒紫色，去巴豆，为末，入铜青研匀，蒸饼和丸，如梧桐子大。每服七丸至十丸，盐汤空心送下，日二服。

羊肉汤_{治寒疝腹痛里急。}

当归_{一两}　生姜_{五两寒者加用}　羊肉_{一斤}

水八碗，煎取汁三碗，温服，一日饮尽。

吴茱萸加附子汤_{治寒疝腰痛，牵引睾丸，屈而不伸。}

吴茱萸　生姜_{各三钱}　人参_{一钱}　大枣_{二枚}　附子_{二钱}
空心凉服。

升阳除湿汤_{治水疝，阴囊肿大，阴汗不绝。}

柴胡　羌活　苍术　黄芪_{各一钱五分}　防风　升麻
藁本　炙甘草_{各一钱}　蔓荆子_{七分}　当归　独活_{各五分}

外以伏龙肝_{即灶心土研末}，掺肾囊。

甘草梢黑豆汤_{治筋疝，茎筋掣痛，挺胀不堪。}

生甘草梢_{二两}　黑豆_{半升}

水五倍，煎去半，空心服。

虎潜丸_{治气疝，拂郁则睾丸肿大，悲哀则不药而消。}

黄柏_{盐酒炒}　知母_{盐酒炒}　熟地黄_{各三两}　牛膝　白芍
药_{酒炒}　陈皮_{各二两，盐水润，晒干}　龟版_{四两酥炙}　锁阳_酒

128

润晒干　当归酒洗各一两五钱　虎胫骨酥炙一两

羊肉为丸。

补中益气汤加黄柏、知母治昼则肾囊肿大，夜则痛胀皆消。

香白散治疝气如神。

香料丁香三钱　白芷梢五钱　小茴香一两　枳实一两

俱为细末，分作四分，好酒调，空心服。

马楝丸治小肠气，小腹引睾丸连腰脊而痛者是也。

茴香　楝实　吴茱萸　陈皮　马兰花醋炒各一两　芫花醋炒五钱

俱为末，醋糊为丸。每服一钱，加至二钱，酒送下。

二牛散治同前。

益智仁　蓬术各五钱　大茴香　吴茱萸　牛膝　续断　川芎　葫芦巴　防风　牵牛炒　甘草各二钱五分

为细末，每服三钱，水煎，空心连渣服。白汤调送亦可。

霍 乱 门

《内经》曰："太阴所至为中满、霍乱、吐下"，又曰："土郁之发，民病呕吐，霍乱注下此二条言受湿霍乱也"，"岁土不及，风乃大行，民病霍乱、飧泄此言风木胜土而为霍乱也"，"热至则身热、霍乱、吐下此言火热霍乱也"，"足太阴脾之别，名曰公孙，去本节后一寸，别走阳明胃，其别者，入络胃肠，厥气上逆则霍乱，实则肠中切痛，虚则虫胀。取之所别，清气在阴，浊气在阳，营气顺脉，卫气逆行，清浊相干，乱于肠胃则为霍乱此言厥气上逆，清浊不分，饮食不节，乃为霍乱，霍乱者，如有两人，一从此往，一从彼来，相值不让，遂致争竞，此与上段皆同此理，但上段单从脾与肠胃言，此从周身言也。"按经之言霍乱也，分湿热、风暑、虚实六端，而于六者之中，又必以暑为主。至其受病之区，不外脾胃二经，盖霍乱多起于夏秋之间，皆外受暑热、内伤饮食所致，即发自冬者，亦由夏月之伏暑也。邪气塞于中，使上下二焦之阳不得升降，则乖隔而腹痛，而吐泻，而霍乱也。霍乱与吐泻有别，乃吐泻之久，亡其津液，手足抽掣而挥霍，眼目旋视而缭乱也。先心痛则先吐，邪盛上焦也；先腹痛则先泻，邪盛下焦也；心腹俱痛，吐泻并作，邪在中焦也；甚则转筋者，三焦之邪俱盛，而风木贼之也。厥冷唇青者，寒气也；身热烦渴，气粗脉数者，蓄热也。体重，骨节烦疼，湿化也。至于暑邪，必兼而有之者也。主治之法，惟感寒者，用理中、四逆等汤，其余则香薷饮、藿香正气散等方，其要药也。若夫吐泻不止，元气耗散，病势危笃。或口渴喜冷，或恶寒逆冷，或发热烦躁，欲去衣被，脉来沉迟者，此阴盛格阳，虽喜冷而必不能饮冷，急以理中、四逆等药，水冷与服，不可以其喜冷，欲去衣被，而以为热也。其有心腹胀满，搅痛不住，欲吐不吐，欲泻不泻，名曰干霍乱俗名绞肠痧，不可

130

服药服药即死，以盐汤和黄便服而探吐之，或以芒硝三分调热水，待温与服而泻之。

仲景曰："霍乱遍身转筋、肢冷、腹痛欲绝、脉洪易治，脉微、舌卷、囊缩者死。霍乱后阳气已脱，或遗尿不知，或少气不语，或膏汗如珠，或大躁欲入水，或四肢不收，皆不治。"

霍乱门方

理中汤治外感寒邪，内伤冷物，腹痛寒多，不欲饮水。

人参　干姜　白术各三钱　炙甘草一钱

香薷饮霍乱诸证，皆宜服之。

厚朴去皮姜汁炒　黄连姜汁炒各二两　香薷四两　甘草五钱

为末，每服四钱，水煎，不犯铁器，井中沉冷服。

桂苓白术散治暑食两伤，湿热霍乱转筋。

桂枝　人参　白术　白茯苓各五钱　寒水石　泽泻　甘草　石膏各一两　滑石一两

为末，每服三钱，姜汤下。

一方用木香、藿香、葛根各三钱。

吴茱萸汤治冒暑，或伤冷物，或忍饥，或大怒，或乘舟车，伤动胃气，转筋逆冷。

吴茱萸　木瓜　食盐各五钱

同炒焦，水三升，煮令百沸，入药，煎至二升服。

如无药之处，用盐一撮、醋一盏，煎八分服此出自华佗危病方中。

四逆汤

附子一枚生用　　干姜三两甚者四两　　炙甘草二两

水三升，煮取一升一合，分温再服。

建中汤加木瓜柴胡汤治霍乱转筋。

桂枝二两五钱　　芍药二两　　甘草一两　　胶饴半斤　　生姜一两五钱　　木瓜　　柴胡各五钱

每服一两，枣六枚、水三盅，煎盅半，去渣，下饴两匙服。

六和汤治饮食后六腑不和，霍乱转筋。

香薷二钱　　砂仁　　半夏汤洗七次　　杏仁炒　　人参　　炙甘草各五分　　赤茯苓　　藿香去土　　白扁豆姜汁略炒　　厚朴姜汁炒　　木瓜各一钱　　姜五片

煎服。

厚朴汤治干霍乱。

厚朴　　枳壳去瓤麸炒　　高良姜　　槟榔　　朴硝各七钱五分　　大黄炒二两

为末，每服三钱，水盅半，煎一盅服。

冬葵子汤治干霍乱，二便不通，烦热闷乱。

冬葵子　　滑石　　香薷各二两　　木瓜一枚去穰

为末，每服五钱，水二盅，煎一盅服。

地浆法

于墙阴掘地约二尺许，入新汲水搅之，澄清服一盅。既取土气，又取墙阴及新汲水，盖阴中之阴，能治阳中之阳也。

五苓散治阳邪热多，欲饮水。

132

茯苓　猪苓　白术各一钱三分　泽泻一钱　肉桂五分

藿香正气散治内伤外感而成霍乱。

藿香三钱　白术　厚朴　茯苓　紫苏　半夏　大腹皮净洗　桔梗　橘红　炙甘草　白芷各一钱　生姜三片

三因吐法治干霍乱令人暴死，急以此方探吐，能回生起死。

烧盐十两　热水十五升

三饮而三吐之。

又方

炒盐即熬盐五钱，和童便一碗服。

疠 风 门

疠风者，天地杀物之风，燥金之气也。故疮而不脓，燥而不湿。燥金之体涩，故一客于人，则营卫之行滞，令人不行而麻木也。至有毛落眉脱者，燥风伐其营卫，而表气难固也。遍体癞疹者，上气下血俱病也。久则鼻梁崩坏，额颅肿破者，高巅之上，惟风可到，身半以上，天之阳也，病则气受之，气受之则上病也。诸痛属实，诸痒属虚。疠风之痒，固有多虫，而胃气之虚，不可诬也。是证也，自古难之，是以斯世之妄治者多也。深达疠风之奥者，洁古、东垣二人而已，余皆未之言也。东垣曰："主燥剂以疏风，则反以助邪，往往血枯而死。当求润剂以主之。"洁古曰："疠风，攻凿气也，木石不能获效者，非其类也。宜以血气之属，能主风者以治之。总之卫气虚而邪袭营血，坏而疠成。补气泻营，治疠风之妙旨也。"

疠风门方

愈风丹治疠风，手足麻木，毛落眉脱，遍身疠疹，搔痒成疮。

苦参四两为末　土蝮蛇　白花蛇　乌稍蛇各一条，俱要头尾全者，酒浸三日，去骨阴干为末　皂角五斤去皮弦，以无灰酒浸一宿，取出用水熬膏

以苦参、三蛇，四味为末，皂角膏和丸，如梧桐子大。每服七十丸，以玉屏风散煎汤送下。轻者三蛇得一即效，不必全也。

玉屏风散

黄芪　白术　防风

换肌散治疠风年深不愈，眉毛堕落，鼻梁崩坏，头颅肿破。

白花蛇　乌稍蛇俱酒浸一宿，去骨阴干　地龙去土各三两
当归　苍术米泔浸七日　木鳖子去壳　细辛　蔓荆子　白芷　赤芍药　威灵仙　甘菊花　天麻　天冬　川芎　何首乌　紫参性能解毒　荆芥穗　沙参　石菖蒲　苦参　胡麻炒　不灰木①　草乌　炙甘草　白蒺藜　木贼草　定风草即天麻苗

共为细末，每服五钱，食后无灰酒调下。多饮为妙。

---

① 不灰木：石类，色白如烂木，烧之不燃，故名，《纲目》言其除烦热、阳厥。

凌霄散治疠风常获奇效。

蝉蜕　地龙炒　白僵蚕炒　全蝎炒各七个　凌霄花五钱

为末，每服二钱，热酒调下，无时，常坐于浴室汤中一时许，服药神效。

是方也，蝉蜕主风热，地龙能引诸药以就湿，僵蚕、全蝎主风毒，凌霄花主风坏之血，斯五者，皆有微毒，用之以治疠风，经所谓"衰之以属"是也，然必坐于浴室汤中服药者，所以开腠理，使邪气有所出耳。

补气泻营汤此东垣治疠之妙方也。

升麻　连翘各六分　生地黄　黄芩各四分　当归　苏木　全蝎　地龙　黄芪　黄连各三分　桔梗五分　人参三分　甘草一钱五分　梧桐泪一分　桃仁三粒　虻虫一枝，去翅足微炒　水蛭二枚炒烟尽　麝香少许

卫气虚而邪袭，故用参、芪、甘草以补气，营血坏而为疠，故用虻虫、桃仁、苏木以消瘀，全蝎、地龙，引诸药至风湿结聚之处，麝香利关窍而无所不至，升麻、连翘、桔梗，入气而解其热，芩、连入脏而清其气，当归、生地，入血而调其新，若梧桐泪者，用之以除大毒之热，又足以杀疠风之虫而除顽种也。

蚺蛇

泉州有客卢元钦患疠风，惟鼻根未倒，属五月五日官取蚺蛇胆。欲进，或言肉可以治风，遂取一截蛇肉食之。三五日渐可，百日平复。盖蛇之奔腾疾走，皆风象也，故为逐风之鳞。或嫌其毒而唾之，不知医之所取者妙在其毒也。《易》曰："同气相求"，有此蛇毒，方能

135

就彼疠毒，如水就湿、火就燥，各从其类耳。《内经》曰："衰之以属"，正是此意。

皂角刺

疠风眉发坠落者，取皂角刺，九蒸九晒，为末，每服酒下二钱。久服眉发再生，肌肤悦润，眼目倍明。

卷 三

虚 劳 门

《内经》之言"虚劳唯是气血两端"。自《巢氏病源》至《本事方》分为九十九种，凿空附会，重出复现，使学者惑于多岐，用方错杂，伊谁之咎乎？今特摘取其要：一曰肺劳，一曰心劳，一曰脾劳，一曰肝劳，一曰肾劳，又于五劳之中分其阴虚、阳虚、气虚、血虚。虽曰寥寥数条，其实约而该、确而可守也。

肺劳者久于悲哀喘咳，劳其肺也，短气肺主气，肺劳则气短，虚寒气为阳，阳虚则气寒，皮毛枯涩肺主皮毛，肺劳则无津液以充肤泽毛也，津液不通气有余则物润，气不足则无以化津液，故口干而不通，气力损乏气壮则强，气馁则弱，脉来迟缓者迟主寒，缓主虚，宜用黄芪汤，或肺劳有热，不能受补气之剂者，宜用二母汤，肺劳虚热则用固本汤。总之损其肺者，益其气而已。

心劳者过于忧愁思虑，劳其心也，忽忽喜忘心者，神明之藏，神明伤故忽忽喜忘，大便难心主血，心劳则血燥，故大便难，或时溏利心火不足以生脾土也，口内生疮者心虚而火内灼也，宜用天王补心丹。总之损其心者，调其营卫而已。或心

137

劳火动致吐狂血、衄血者，犀角地黄汤，所谓病发于不足，标而本之是也。若心劳吐血过服凉剂致坏脾胃者，宜用四物粱米汤。

脾劳者过于厌沃①，脾弱不能消磨，劳于运化也，四肢不用脾主四肢，五脏皆乖五脏皆受气于脾，脾伤则五脏皆无以禀气，故乖而失其常，胀满肩息经曰："脾主行气于三阴"，脾劳则三阴之气皆滞塞不行，故令胀满，三阴之气至胸中而还，故令肩息，舌根苦直不能咽唾者脾之经脉上膈，挟咽，连舌本，散舌下，故脾劳则令舌根苦直不能咽唾，宜用半夏汤。又有劳倦伤脾四肢勤动不息，劳而至倦则伤脾，中气不足，懒于言语脾伤，故令中气不足，懒于言语，恶食脾气不足以胜谷气也，溏泄脾弱不足以克制中宫之湿也，日渐瘦弱者脾主肌肉，宜用补中益气汤，不效则用黄芪建中汤。总之损其脾者，调其饮食，适其寒温而已。

肝劳者肝者，将军之官，谋虑出焉，故谋而不决，拂而数怒，久久则劳其肝，面目青肝主东方之色，病则色征于面目，口苦肝移热于府而胆汁上溢也，精神不守，恐畏不能独卧肝藏魂，肝劳则邪居魂室，故令精神不守，且恐畏不能独卧也，目视不明者肝气通于目，肝和则能辨五色，肝伤，故令目视不明矣，宜用枸杞酒。总之损其肝者，缓其中而已。

肾劳者肾者藏精之脏也，若人强力入房以竭其精，久则成肾劳也，背难俯仰精竭则髓枯，故背难俯仰，小便不利，有余沥肾气不足，不能管摄小便，故欲便而不利，既便而有余沥，斯之为失

① 厌沃：同"厌饫"，吃饱，吃腻意。

138

其开阖之常也，**湿生疮**肾为水脏，传化失宜则水气留之而生湿热，故令囊湿生疮也，**少腹里急、小便黄赤者**真水枯而真火无制，故灼膀胱少腹之筋膜而作里急也，小便黄赤亦皆火之所致，宜用六味地黄丸加知母、黄柏。总之损其肾者，益其精而已。

阴虚者水不足也，经曰："阴虚生内热"，仲景曰："真水竭则隆冬不寒"，故其见证如下所云，**内热，五心热，夜热骨蒸，盗汗，腰膝痠疼或软，似疟非疟，咳嗽而面赤，口干而渴，精滑，交媾之余，阳事不痿**仲景曰："入房盛而阳事愈举者，阴虚火盛也"，宜用六味地黄汤。总之"壮水之主，以制阳光"而已。

阳虚者火不足也，经曰："阳虚生外寒"，仲景曰："真火息则盛夏不热"，故其见症如下所云，**背心冷，脐腹冷，腰冷，两足冷，四肢厥冷，而头面不赤，心腹不热，身畏寒而得温即减，冷汗，阳事不举或软弱精寒**仲景曰："将入房而阳事先痿者，命门火衰也"，**妇人阴户冷**，宜用附子理中汤，或八味地黄汤。总之"益火之源，以消阴翳"而已。

若阴阳两虚者，宜用金匮肾气汤。

气虚者，面色痿白，语言轻微，四肢无力，气短，行动气喘，腹虚胀满不欲食，肠鸣，大便溏泄，失气，面目四肢浮肿，喘而不抬肩，宜用四君子汤，痰多者宜用六君子汤，若腹胀而得食不加重者，中气虚也，宜用补中益气汤。总之病在于阳，毋犯其阴而已谓阳气为病，不犯阴血之约，阴盛则阳转败也。

血虚者，血不华色，唇白，有时面赤，唇红，指甲青，掌心白，目视不明，发枯或落，皮肤燥痒，筋骨痿疼，四肢骨内热，吐血，衄血，便血，溺血，少汗，夜卧不寐，宜用四物汤。若肌肤甲错，面目黯黑，及羸瘦不能饮食，身体时热时止，昼静夜剧，吐血紫黑成块，胁背串疼，妇人血枯经闭，此瘀血攻痊也，宜用大黄䗪虫丸或用百劳丸。总之病在于阴，毋犯其阳而已谓阴血为病，不犯阳气之药①，恐阳旺则阴血转亏也。

若气血两虚者，宜用八珍汤或十全大补汤。

以上皆初病之治法也，若夫损之既久，则又当以《内经》为式第，以脾肾分主气血。盖人之虚，不属于气即属于血，五脏六腑莫能外焉。而独举脾肾者，水为万物之元，《仙经》曰："未有此身先有两肾"，肾水生肝木，肝木生心火，心火生脾土，脾土生肺金，五脏既成，六腑随之，四体具而百骸全，先天之本也；土为万物之母，一有此身便资谷气，谷气入胃，赖脾以运化，然后洒陈于六腑而气至，调和于五脏而血生，后天之本也。故二脏安和，一身皆治，百病不生。夫脾具土德，脾安则土为金母，金实水源，且土不凌水，水安其位，故脾安则肾愈安也。肾司水职，肾安则水不上泛而凌心火，火能生土，故肾安则脾愈安也。盖救肾者，必本于血，血属阴，主下降，虚则上升，当敛而抑，六味汤是也阴阳之在人也，平则治，偏则病，若肾阴一亏，则阳胜矣，必载血上行，故欲敛其血，当用六味汤，以滋其阴也。救脾者，必本于

---

① 药：恐为"约"之误。

140

气，气为阳，主上升，虚则下陷，当升而举，补中益气汤是也。然并衡则又当以脾为重也，何则？盖土有防水之功，水无助脾之力。秦越人，虚劳之圣医也，曰："虚而感寒，则损其阳，阳虚则阴盛，损则自上而下，一损损于肺，皮聚而毛落，二损损于心，血脉不能荣养脏腑，三损损于胃，饮食不为肌肤；虚而感热，则损其阴，阴虚则阳盛，损则自下而上，一损损于肾，骨痿不起于床，二损损于肝，筋缓不能收持，三损损于脾，饮食不能消化。自上而下者，过于胃则不可治，自下而上者，过于脾则不可治。盖饮食多则能生血，饮食少则血不生，血不生，则阴不足以配阳，势必五脏齐损。"旨哉言矣劳损既久，下传上而过于脾，则嗽血，咽疼无声；上传下而过于胃，则不嗽不疼，而溺浊脱精，皆死证也，俱不治。仲景《金匮》之文亦曰："精生于谷，谷入少而不生其血，血自不能化精。"《内经》于精不足者，必补之以味味者，五谷之味也。补以味，而节其劳，则积贮渐富，何虚劳之有？设以鸡口之入，为牛后之出，劳其精血，精血劳，则营伤，营伤，则内热起，五心当热，目中生花见火，耳内蛙聒蝉鸣，口舌糜烂而不知味，鼻孔干燥，呼吸不利，乃至饮食不为肌肤，怠惰嗜卧，骨软足痿。营行日迟，卫行日疾，营血为卫气所迫，不能内守而脱出于外，或吐，或衄，或出一阴之窍。血出既多，火热迸入，逼迫煎熬，漫无休止，营血惟有日尽而已，不死何待。更有血不脱于外，而但蓄于内，蓄之日久，则周身血走之隧道悉痹不流，惟就干涸，皮鲜滑泽而无荣润，

141

于是气之所过，血不为动，徒然蒸血为热，或日晡，或子午，始必干热。俟蒸气散，微汗而热解，热蒸不已，瘵病成焉。亦有始而脱血，后遂血痹者，盖因血虚血少，艰于流布，发热致瘵尤易易耳。甚则阴精不交而自走，盗汗淋漓，身体振摇，心惊胆怯，此皆血不化精而血痹。血痹则非惟新血不生，且并其素有之血亦瘀积不行。血瘀则营虚，营虚则发热，热久则蒸其所瘀之血，化而为虫，遂成传尸痨证。女子血枯经闭，发热不止，痨瘵之证更多，待其既成，纵有良法，不可救也。此皆由于谷食少，而不能生血。是以虚劳之证，独举脾肾，而二者并衡，又以脾为重也。

若夫虚劳咳嗽，补脾保肺，法当兼行者，极为难治，何则？盖脾喜温燥，肺喜清润，保肺则碍脾，补脾则碍肺，惟肺热而甚，能食而不泻者，润肺当急，而补脾之药亦不可缺也，倘虚羸而甚，食少泻多者，虽喘嗽不宁，但当以补脾为急，而清润之品宜戒矣。二者并衡，而亦较重脾者，脾有生肺之能，肺无助脾之力。尝见劳证之死，多死于泄泻，泄泻之因，多因于清润，故保脾之药，尤要于保肺也。古人以扶脾养胃谆谆垂诫，而二者之中，又以扶脾为主。盖胃主受纳，脾主运行，脾气壮盛，则五谷入胃，自能消化而滋脏腑，生气血，养百骸。若脾土衰败，食虽入胃，不能变化精微，则脏腑何由以滋，气血何由以生，百骸何由以养？故治虚劳而不保脾土，千古之罪人也。

葛可久曰："病人善谷者，火甚，速于传化也，火

142

甚则水必衰；不善谷者，寒盛不能消磨也，寒盛则土必虚。"

鹤皋曰："少男思其女而不得，则有留精；室女思其男而不得，则有留血；孀妇有所思，则气结而有留瘀。夫气阳也，阻而塞之，则积阳为热，能令蒸蒸骨热，血阴也，阻而塞之，则积阴为疰，能令四肢攻疰。"

苏游论曰："传尸之候，先从肾起，初受之，两胫痠疼，腰背拘急，行立脚弱，饮食减少，两耳飕飕，直似风声，夜卧遗泄，阴汗痿弱。肾既受讫，次传于心，心初受气，夜卧心惊，或多恐怖，心悬悬，气吸吸欲尽，梦见先亡，有时盗汗，饮食无味，口内生疮，心气烦热，惟欲眠卧，朝轻夕重，两颊口唇悉皆纹赤，如传胭脂，有时手足五心烦热。心既受已，次传于肺，肺初受气，咳嗽上气，喘卧益甚，鼻口干燥，不闻香臭，如或忽闻，惟觉朽腐气，有时恶心欲吐，肌肤枯燥，时或疼痛，或似虫行，干皮细起，状如麸片。肺既受已，次传于肝，肝初受气，两目眺眺，面无血色，尝欲颦眉，视不能远，目尝干涩，又时赤痛，或复睛黄，尝欲合眼，及时睡卧不着。肝既受已，次传于脾，脾初受气，两肋虚胀，食不消化，又时泻利水谷生虫，有时壮痛，腹胀雷鸣，唇口焦干，或生疮肿，毛发干耸，无有光润，或时上气，撑肩喘息，利赤黑汁，见此证者，乃不治也。"

夫传尸劳者，男子自肾传心，心而肺，肺而肝，肝而脾；女子自心传肺，肺而肝，肝而脾，脾而肾，五脏复传六腑而死矣。虽有诸候，其实不离乎心阳，肾阴也，若明阴阳，用药可以起死回生。

李士材曰："因气病而及血者，先治其气，因血病而及气者，先治其血。"

凡虚证，夜静昼剧者为阳，主气，当补其府；昼静夜剧者为阴，主血，当补其脏实证之攻邪仿此。

经曰："五脏者，藏精而不泻者也，故有补无泻者，其常也，受邪则泻其邪，非泻其脏也。六腑者，传导化物糟粕者也，邪客者可攻，中病即已，毋过犯之。"

经曰："不适富贵贫贱之居，坐之厚薄，形之寒温，不适饮食之宜，不别人之勇怯，不知比类，足以自乱，不足以自明。"大抵富贵之人，多劳心；贫贱之人，多劳力；富贵者，膏粱自奉；贫贱者，藜藿苟充；富贵者，曲房广厦；贫贱者，陋巷茅茨。劳心，则中虚而筋柔骨脆；劳力，则中实而骨劲筋强。膏粱自奉者，脏腑恒燏；藜藿苟充者，脏腑恒固。曲房广厦者，玄府毛孔疏而六淫风寒暑湿燥火易客；茅茨陋巷者，腠理毛孔密而外邪难干。故富贵之病，宜于补正；贫贱之疾，利于攻邪。然攻邪恒易，补正恒难，补正如家贫，室内空虚，铢铢累积，非旦夕间事，治无速法，攻邪如寇盗在家，开门急逐，贼去即安，治无缓法，易而为治。比之操刃，虽贫贱之家亦有宜补，但攻多而补少；富贵之家亦有宜攻，但攻少而补多。是又以方宜为辨，禀受为别，老壮为衡，虚实为度，不得胶于居养一途而概为施治也。

天地造化之机，水火而已，宜平而不宜偏，宜交而不宜分。火性炎上，故宜使之下；水性就下，故宜使之上。水上火下名之曰交，交则为既济，不交则为未济，交者，生之象，不交者，死之象也。人身之水火即阴阳也，即气血也，无阳则阴无以生，无阴则阳无以化。然物不生于阴而生于阳，譬如春夏生而秋冬杀也，盖春温，夏热，秋凉，冬寒，四时之体也，春生，夏长，秋肃，冬杀，四时之用也。故药性之温者，于时为春，所以生万物者也；药性之热者，于时为夏，所以长万物者也；药性之凉者，于时为秋，所以肃万物者也；药性之寒者，于时为冬，所以杀万物者也。夫人元气一虚，但多秋冬肃杀之气，独少春夏生长之机。然虚则不免于热^{阴虚内热}，医者不察虚实，但见其有热，便以为当用凉剂，是以近世治劳，专以四物汤加黄柏、知母，不知四物皆阴，行秋冬之气，非所以生长万物者也，病方肃杀，而医复肃杀之，其能久乎？且血药常滞，非痰多食少者所宜，血药常润，久服必致滑肠。黄柏、知母，其性苦寒，能泻实火^{丹溪曰："阳常有余，阴常不足"，真水少衰，壮火上亢，以黄柏、知母借四物汤理之，非实火者，服之败胃，所不待言}。丹溪曰："实火可泻，虚火可补。"劳证之火，虚乎？实乎？泻之可乎？经曰："壮火之火，无物不耗^{心火也}；少火之火，无物不生^{命门火也}。"又曰："天非此火不足以生万物，人非此火不足以有生。"^{鹤皋曰："火者，万物之父也，若此火一息，则万物无父，故人无此火则肉衰而瘠，血衰而枯，骨衰而齿落，筋衰而肢倦，气衰而言微。"}又曰：

145

"阴阳之要，阳密乃固。"又曰："阳气者，若天与日，失其所则折寿而不彰。故天运当以日光明。"《仙经》云："阴气一分，不尽则不仙；阳气一分，不尽则不死。"是以纯阴之剂，施于虚劳之人，将致阳气尽消，而速之死者也。若夫矫之偏者，辄以桂、附为家常茶饭，此惟火衰者宜之，若血气燥热之人，能无助火为害哉？丹溪曰："实火可泻，芩、连之属；虚火可补，参、芪之属。"东垣曰："甘温能除火热。"又曰："血脱者补气。"丹溪曰："阳常有余，阴常不足。"故阴血难盛而易亏，若吐血过多，形气将脱者，又当补气，盖有形之血不能速生，无形之气所当速固也。然则治虚劳之证，气血俱要，而补气在补血之先；阴阳并需，而养阳在滋阴之上。所用之药，知柏固非所宜，桂附亦非其治，惟当补以人参之甘温，乃为虚劳之要药。故葛可久治劳，神良素著，所垂十方用参者七。丹溪专主滋阴，所述治劳方案，用参者亦十之七，不用参者，非其新伤，必其轻浅者耳。自好古肺热伤肺，节斋服参必死之说，印定后人眼目，甘用苦寒，直至上呕下泻，犹不悔悟，良可悲矣！褚澄曰："咳血者，饮溲溺则百不一死；服寒凉则百不一生。"幸李濒河[①]、汪石山详为之辨，而宿习难返，贻祸未已。不知肺经自有热者，肺脉按之而实，与参诚不相宜，若火来乘金者，肺脉按之而虚，金气大伤，非参不保。前哲有言曰："土旺而金生。"勿拘于保肺，水壮而火息，毋汲汲乎清心，可

---

① 李濒河：恐为"李濒湖"之误，当指李时珍言。

146

谓洞达《内经》之旨，深窥根本之治者也。

王应震曰："见痰休治痰，见血休治血。无汗不发汗，有热莫攻热。喘生无耗气，精遗勿涩泄。明得个中趣，方是医中杰。"

东垣曰："外感人迎脉大，内伤气口脉大。外感恶寒，虽近烈火不除；内伤恶寒，得就温暖即解。外感鼻气不利，内伤口不知味。外感邪气有余，故发言壮厉；内伤元气不足，故出言懒怯。外感头痛，常痛不休；内伤头痛，时作时止。外感手背热，内伤手心热。内伤怠惰嗜卧，四肢不收；外感得病之日即着床枕，非扶不起，筋挛骨痛。内伤之中又分，饮食伤为有余，治以枳术丸；劳倦伤为不足，治以补中益气汤。

凡吐血涎唾中，有少血散漫者，肾虚火炎之血也；血如红缕，在痰中嗽出者，肺血也；吐脓血者，肺痿也；不嗽而血从咯出者，肾血也；有血无痰者，肝血也；身热而吐者，心血也；壮人不咳嗽，亦无他证，吐血如潮涌者，名曰狂血，出自胃经，此实火使然也，以凉药止之。

死候

虚劳不服参、芪，为不受补者死。劳嗽声哑者死。一边不能睡者死。劳证久泻者死。大肉去者死。吐血浅红色，似肉似肺，谓之咳白血，必死。

虚劳门方

黄芪汤

黄芪四两　人参　白术　桂心各二两　附子三十铢　生姜一两　大枣十枚

作十服。

二母散

知母去毛炒　贝母去心略炒，各五钱

为末。

人参固本丸

人参二两　天门冬去心炒　麦门冬去心炒　生地黄洗净　熟地黄各四两

作十服。

天王补心丸

人参去芦　白茯苓去皮　玄参炒　丹参　当归酒洗　远志去骨炒　桔梗各五钱　生地黄四两洗净　五味子炒　麦门冬去心炒　天门冬去心炒　柏子仁炒　酸枣仁炒，各一两

犀角地黄汤

生犀角镑　生地黄　白芍药　牡丹皮

四物粱米汤

粱米　黍米　稻米各一升　蜡如弹丸大后入，以化为度

半夏汤

半夏制　宿姜各二两　茯苓去皮　白术土炒　橘皮去白　杏仁去皮尖炒　芍药炒，各五钱　竹叶二十片　大枣五枚

148

补中益气汤

人参　甘草炙各一钱　升麻三分　白术炒　当归　陈皮去白　柴胡各五分　黄芪炙一钱五分

枸杞酒

枸杞子一斗　酒二斗

同煎。

六味地黄丸加黄柏知母方

熟地黄八两　山茱萸去核炙　山药各四两　泽泻　牡丹皮去木　白茯苓各三两　黄柏盐水炒　知母盐水炒，各二两

八味地黄汤

六味地黄汤加　附子制　肉桂去粗皮，各一两

金匮肾气汤

八味地黄汤加　牛膝　车前子各一两

麦煎散治少男，少女，孀妇郁劳，骨蒸内热，风血攻疰四肢，苏东坡云："此黄州吴判官之方也，疗少男室女骨蒸，口臭，肌热，盗汗极效，吴君宝之不肯妄传也。"

赤茯苓　当归　干漆　鳖甲　常山　大黄煨　柴胡　白术　生地黄　石膏各一两　甘草五钱

俱为末，每服三钱，加小麦五十粒，水煎，食后临卧服。此方更加人参为妙。若有虚汗，加麻黄根一两。

人参养荣汤治忽忽喜忘，少颜色，眉发堕落。

人参去芦　黄芪　陈皮　白芍酒炒　当归酒洗　甘草炙　白茯苓　五味子　远志去骨　桂心　白术炒　熟地黄

十全大补汤治男子，妇人诸虚不足，五劳七伤，不进饮食，久病虚损，时发潮热，气攻骨脊，拘急疼痛，夜梦遗精，面色萎黄，

149

脚膝无力，喘嗽中满，脾肾气弱，五心烦闷，并皆治之。

人参去芦　黄芪炙　白术土炒　白芍药酒炒　熟地黄　茯苓人乳蒸　当归酒洗　川芎酒洗　甘草炙各等分　肉桂少许

四君子汤治气虚。

人参　茯苓　甘草　白术

四物汤治血虚。

川芎　当归　白芍药　熟地黄

八珍汤治气血两虚。

四君子汤、四物汤并用是也。

六君子汤

四君子汤加半夏制　陈皮。

归脾汤

四君子汤加龙眼肉、酸枣仁、远志、黄芪、当归、木香。

理中汤

人参　白术　甘草　干姜

再加附子，即为附子理中汤。

逍遥散

茯苓　白术　当归　柴胡　白芍药　炙甘草　煨姜

三才封髓丹降心火，益肾水。

天门冬去心　熟地黄　人参各五两　黄柏酒炒　砂仁各三两　甘草一两五钱

俱为末，面糊为丸，如梧桐子大，每服五钱，肉苁蓉五钱切片，酒一盏，煎二三沸，去渣空心送下。

生麦散治火旺金虚，倦怠烦渴。

人参二钱　麦门冬三钱去心　五味子三分杵

水一盅，煎六分服。

虎骨酒治腰脊酸削，齿痛，手足烦疼，不欲行动。

虎骨一具，通炙，取黄焦汁，尽碎如雀脑　糯米三石

入虎骨，倍用曲加酿酒法酿之，酒熟封头五十日，开饮之。

龟鹿二仙胶治梦泄遗精，瘦削少气，目视不明。

鹿角胶十斤　龟胶五斤　枸杞三十两熬膏　人参十五两熬膏

将四味用铅罈溶化，搅匀，初服酒化钱半，渐加至三钱，空心下。

拯阴理劳汤治阴虚火动，皮寒骨热，食少痰多，咳嗽短气，倦怠焦烦。

生地黄二钱，忌锅铁器，姜汁酒炒透　当归身一钱酒洗
麦门冬一钱去心　白芍药七分酒炒　北五味三分　人参六分
甘草四分炙　莲子三钱不去衣　薏苡仁三钱　橘红一钱　牡
丹皮一钱　枣一枚

水二盅，煎一盅，分二次徐徐呷之。肺脉重按有力者，去人参。有血加阿胶、童便。热盛加地骨皮。泄泻减归、地，加山药、茯苓。倦甚用参三钱。咳者，燥痰也，加贝母、桑皮。嗽者，湿痰也，加半夏、茯苓。不寐加酸枣仁，汗多亦用此。久服无败胃之虞。

拯阳理劳汤治劳伤气耗，倦怠懒言，动作喘之，表热自汗，心烦，遍身作痛。

人参二钱　黄芪三钱酒炒　肉桂七分去皮　当归一钱五分酒炒　白术二钱土炒　甘草五分酒炒　陈皮一钱去白　北五味子四分打碎　生姜三片　枣肉二枚

水二盅，煎一盅服。如烦热口干，加生地黄。气浮心乱，加丹参、枣仁。咳嗽加麦门冬。挟湿加茯苓、苍术。脉沉迟，加熟附子。脉数实，去肉桂，加生地黄。胸闷倍陈皮，加桔梗。痰多加半夏、茯苓。泄泻加升麻、柴胡。口渴加干葛。夏月去肉桂，冬月加干姜。

四生丸治吐血，衄血。

生荷叶　生艾叶　侧柏叶　生地黄各等分

捣烂，丸如鸡子大，每服一丸，水煎去渣服。

茅花汤治鼻衄不止。

茅花五钱

水一盅，煎六分。

百花膏治劳嗽吐血。

款冬花　百合蜜蒸焙干等分

为末，蜜丸如龙眼大，临卧姜汤嚼下。

清宁膏治劳嗽吐血，此药润肺不伤脾，补脾不碍肺。

麦门冬十两去心　生地黄十两酒炒　广橘红三两　桔梗二两　龙眼肉八两　甘草二两

共煎成膏，加薏苡仁八两淘净炒熟　川贝母二两糯米拌炒，米熟去米　真苏州薄荷净叶五钱

忌火，俱为极细末，拌匀，煎膏，时时挑置口中噙化。

肺痈神汤肺痈者，劳伤气血，内有积热，外受风寒，胸中满

152

急隐隐痛，咽干口燥，时出浊唾腥臭，吐脓如米粥者死，脉滑数或实大，凡患者右肋按之必痛，但服此汤，未成即消，已成即溃，已溃即愈。

桔梗一钱　金银花一钱　薏苡仁五钱　陈皮一钱二分　黄芪一钱炒　贝母一钱六分　甘草节一钱二分　白及一钱　甜葶苈八分微炒　生姜一片

水二盅，煎一盅，食后徐徐服。新起加防风一钱，去黄芪。溃后加人参一钱。久不敛加合欢皮一名夜合，即槿树皮一钱。

獭肝散治鬼疰，寒热淋沥，沉沉默默，不知所苦，无处不恶，积年累月，渐就沉滞，以至于死，传于旁人，乃至灭门。

獭肝一具阴干杵末

服方寸匕，日三服，酒下獭爪屑亦可。

鳗

治风尸，其证淫濯四肢，不知痛之所在，每发昏沉，得风雪便作，渐就危笃，以至于死。

苏和香丸治飞尸，遁尸，风尸，沉尸，疰尸。

导血汤治吐血，脉洪有力，精神不倦，胸中满痛，或吐血块，从大便导之血，以上出为逆，下出为顺，苟非大虚泄泻者，皆当行之，以转逆为顺，此釜底抽薪之妙法也。

生地黄　赤芍药　当归　丹皮　丹参　桃仁　大黄

汗门　寐则出汗，寤则即收曰盗汗，不分寤寐，不因劳动，自然而出，曰自汗

经云："阳气有余，为身热无汗；阴气有余，为多

153

汗身寒有余谓邪有余也，阳有余者，阴不足，故身热无汗，阴有余者，阳不足，故多汗身寒，以汗本属阴也。饮食饱甚，汗出于胃；惊而夺精，汗出于心；持重远行，汗出于肾；疾走恐惧，汗出于肝；摇体劳苦，汗出于脾，血之与汗异名同类，故夺血者无汗，夺汗者无血血与汗同夺，则重伤其阴，主死，夺者，迫之使出也。肾病者，寝汗憎风肾伤则阴虚，故寝之而有盗汗出也。"经之言汗，责之心、肝、脾、胃、肾五经，而独不言肺者，其意有二焉。一则曰肺之脏，多气而少血，多者能泄，少者无可泄也；一则曰肺主气，气卫血者也，气足则皮毛固，腠理实，而脏腑之血何由外越，惟卫气一虚，则血无主，得以越其度矣。《灵枢》曰："卫气者，所以温分肉，充皮肤，肥腠理，司开阖者也。"肺虚，则皮毛之气不充，气不充，则腠理失肥，开阖失宜，而汗自越矣。况《内经》曰："阴气有余，为多汗身寒。"阴气有余，则阳不足可知矣，故治汗不固肺气，非其治也，所谓血脱者补气，补气在补血之先是也。盖五脏之中各有阴阳，各有气血，阳气虚，不能卫外而为固，则外伤而自汗；阴气衰，不能内营而退藏，则内伤而盗汗。自汗各脏皆有，而盗汗独责于肾者，以肾属阴，主卧故也。然二者之汗各有冷热之分：因营内之阴，乘阳虚走越于外而发者，所出之汗必冷；因卫外之阳，乘阴虚陷入于内而发者，所出之汗必热。至夫脾虚者，固皮毛以壮其中气；心虚者，肥腠理以益其血脉；肝虚者，谨开阖以禁其疏泄；肾虚者，守鬼门汗孔以助其封藏。面赤口干，唇燥便赤，身重者，热也，热者寒之。身冷，四肢冷，喜热恶寒，小便清，大便溏泄者，寒也，寒者热之。自汗而一身尽痛，或四肢痛者，湿也，湿者必挟热，所谓湿无热不作汗是也，热者清之，湿者渗之。心孔一片独汗者，心火自旺，膈有停饮，火热蒸其湿饮也，宜茯苓养心以渗湿，艾叶利气以固津。头汗出，跻颈而还者，胃中之热不得越，阳气上腾也，必将发黄。心下满而头汗出者，水结胸也。腋下掌心独汗者，阳明结热也。大病之余，新产失血之后而盗汗者，以黄芪六一汤大补其气，而汗自止。伤寒而有盗汗，是半表半里之邪未尽也，以和表为主。阴虚火旺而致盗汗者，以六味汤加黄柏，知母以制之，所谓"壮水之主，以制阳光"也。其中或阴，或阳，或脏，或腑，病有多因，宜温，宜清，宜补，宜燥，治无常法，临证而详明，权度之可也。

死候

汗出如胶之粘，或如珠之凝，或淋漓如雨，揩拭不逮者，皆不治，若兼他证者必死。

汗门方

艾叶茯苓散治心孔一片有汗。
白茯苓一钱研末　艾叶
煎汤，半饱送下。

黄芪六一汤治大病之余，新产之后，更有盗汗。

黄芪六两炙　甘草一两炙

作一剂煎服。

麦煎散治盗汗喘急，四肢烦疼，肌肉消瘦。

知母　石膏　人参　白茯苓　赤芍药　滑石　葶苈泻喘　杏仁　地骨皮　麻黄根

为末，浮小麦煎汤送下二钱。

桑叶此物能主五脏之风热，善止盗汗，人所罕知。

桑叶焙干研末

空心米饮送下，日三钱。

玉屏风散治气虚自汗。

黄芪一两炙　防风一两　白术二两土炒

共为末，每服三钱。

参附汤治气虚阳弱冷汗。

人参三钱，贫者以黄芪代　附子一钱炮　加生姜三片

白术散治多汗少气，不治将成消渴。

牡蛎三钱煅　白术一两二钱五分　防风二两五钱

为末，每服一钱，温水调下。

安胃汤治汗出日久，虚风痿痹。

黄连　五味子　乌梅肉　生甘草各五分　炙甘草三分升麻梢二分

牡蛎散治自汗，盗汗。

黄芪　麻黄根　牡蛎煅各等分

每服三钱，水一盏，浮小麦一百粒，煎六分服。

156

当归六黄汤治盗汗之圣药。

当归　生地黄　熟地黄　黄柏　黄芩　黄连各一钱
黄芪二钱炙

卧时煎服。

抑汗良方

麻黄根　牡蛎煅为粉各三两　黄芪　人参各二两　龙骨
地骨皮各四两

分六服，每服加大枣七枚，水六盅，煎二盅半，一
日饮尽。

茯苓汤治虚汗，盗汗。

白茯苓去皮膜

研细末，每服二钱，乌梅、陈艾煎汤调服。

止汗法

川郁金研细末，临卧以津调涂乳上。

止汗红粉

麻黄根　牡蛎煅各一两　赤石脂　龙骨各五钱

为极细末，以绢包，扑于身上。

正元散治下元虚冷，自汗厥逆，呕吐痛泻。

红豆炒　干姜炮　橘红各三钱　人参　白术　炙甘草
茯苓各二两　肉桂去皮　川乌炮去皮各五钱　附子炮去皮并尖
脐　山药姜汁浸炒　川芎　乌药　干葛各一两　黄芪炙一两
五钱

为细末，每服三钱。水一盅，生姜三片，枣一枚，盐
少许，煎七分，食前服。

痰 饮 门

丹溪曰："气之不清，痰之故也，能治其痰，则气自清。"李士材云："《内经》论痰饮四条，皆因湿土为害。"故先哲云"脾为生痰之源"，又曰"治痰不理脾胃，非其治也"。盖水饮入胃，无非湿化，化则水溢四布，五经并行，何痰之有？惟脾弱不能克制，脾土虚湿，清者难升，浊者难降，留中滞膈，熏蒸稠粘，稀则曰饮，稠则曰痰。痰不自动，因气而动，故气上则痰上，气下则痰下，气行则痰行，气滞则痰滞。是以治痰必先补脾，补脾必先理气，气顺则脾复健运之常而痰自化矣。析而言之，痰有五，饮亦有五。脉缓，面黄，其痰滑而易出者，出自脾经，名曰"湿痰"，宜白术丸及九蒸苍术散渗之；脉涩，面白，其痰涩而难出者，出自肺经，名曰"燥痰"，宜润肺饮润之；脉弦，面青，其痰青而多泡者，出自肝经，名曰"风痰"，宜川芎丸疏之；脉洪，面赤，其痰坚而成块者，出自心经，名曰"热痰"，宜小黄丸泻之；脉沉，面黑，其痰有黑点而多稀者，出自肾经，名曰"寒痰"，宜姜附丸温之。故五痰治法各有区别，不可不辨，而脾肺两经更为要切。盖肺喜清润，脾喜温燥，以脾药治肺犹可，以肺药治脾则不可，投治稍差，以致脾土衰败，害莫大焉。若其人素盛今瘦，水走肠间，辘辘有声，心下极冷，名曰"痰

158

饮"，以桂苓甘术汤温之；饮后水流左肋下，咳唾引痛，名曰"悬饮"，十枣汤下之；饮后流于四肢，当汗不汗，身体沉重而痛，名曰"溢饮"，大青龙汤汗之；咳逆倚息哼声也，短气不得卧，其形如肿，名曰"支饮"，五苓散利之；膈满呕吐，喘咳寒热，腰背痛，目泪出，其人振振恶寒，身瞤惕者肉跳也，名曰"伏饮"，倍术丸温之。近世只知治痰，不知治饮，岂知停水不治，干于心则为惊为恐，侵于肺则为咳为喘，伤于胃则为哕为噎，溢于皮肤则为肿，渍于肠间则为利，下渗于经络筋骨则为痿痹，慎毋以饮为小疾而忽之也。更有一种非痰非饮，时吐白沫，不甚稠粘，此脾虚不能约束津液，故涎沫自出，宜用六君子汤加益智仁，或补中益气汤以摄之。若夫膈边胀实，卧则更剧，此两肋凝滞之痰也，非白芥子不能消除；手足肿胀，筋旁核起，此四肢皮膜之痰也，非竹沥不能搜剔；食少便难，不能睡倒，此大小肠胃之痰也，非大黄不能疏通；其间或寒，或热，或实，或虚，变有多端，难以悉述，以俟临证者之慧心也。

痰饮门方

三子养亲汤治痰盛气实。

苏子沉者佳　白芥子炒　萝卜子各三钱

九蒸苍术散治湿痰腹痛。

苍术一味，米饮浸七日，九蒸九晒，为极细末，每服二钱，米饮下。

白术丸治脾经湿痰，咳嗽，脉缓，面黄，肢体沉重，嗜卧不收，腹胀食滞。

南星　半夏俱汤洗，各一两　白术一两五钱

共为末，汤浸，蒸饼为丸，如梧桐子大，每服四钱，食后生姜汤下。

润肺散治肺经燥痰，脉涩，面白，气上喘促，洒淅寒热，悲愁不乐。

贝母糯米拌炒　天花粉各二钱　桔梗一钱　甘草五分麦门冬　橘红　茯苓各一钱五分　生地黄二钱五分　知母酒炒七分　生姜三片

食后服。

川芎丸治肝经风痰，脉弦，面青，四肢满闷，便溺秘涩，时有躁怒。

川芎　薄荷各七两五钱　桔梗十两　炙甘草三两五钱防风去苗二两五钱　细辛洗五钱

为末，炼蜜为丸，每丸重三钱，每服一丸，食后临卧细茶嚼下。

小黄丸治心经热痰咳嗽，脉洪面赤，烦热心痛，口干唇燥，时多喜笑。

南星汤洗　半夏汤洗　黄芩各等分

为末姜汁浸，蒸饼为丸，如梧桐子大，每服七十丸，食后生姜汤下。

姜桂丸治肾经寒痰咳嗽，脉沉，面黑，小便急痛，足寒而逆，心多恐怖。

南星汤洗　半夏汤洗　官桂各一两

为末，蒸饼，丸如梧桐子大，每服五十丸，食后生姜汤下，或服八味丸亦妙。

桂苓术甘汤治痰饮。

茯苓四钱　桂枝三钱　白术三钱　甘草二钱

十枣汤治悬饮。

芫花　甘遂　大戟各等分

为末，另用水盅半，大枣十枚，煎八分，入前药末七分，平旦服。

大青龙汤治溢饮。

麻黄去根节六钱　桂枝去皮　甘草炙　石膏各二钱　杏仁一钱　生姜三钱　大枣去核三枚

先将麻黄水三盅，煎二盅，去上沫后入诸药，煎一盅，服取汗。

泽泻汤治支饮。

泽泻二两五钱　白术二两

倍术丸治伏饮。

白术二两　桂心　干姜各一两

蜜丸，每服三钱，米饮下。

滚痰丸治一切痰，百种怪证。

大黄蒸少顷不可过　黄芩各八两　青礞石硝煅金色　沉香　百药煎各五钱

为末，水丸如梧子大，每服三钱，白汤空心下。此药但取痰积，自肠次第而下，并不刮肠大泻，为痰家之圣药。

咳嗽门
有声无痰曰咳，肺由火烁，有痰无声曰嗽，脾受湿浸，有痰有声名曰咳嗽

歧伯曰："五脏六腑皆令人咳，非独肺也。"又曰："乘秋则肺先受之，乘春则肝先受之，乘夏则心先受之，乘至阴则脾先受之至阴即长夏也，乘冬则肾先受之曰先受之者，则次便及乎肺而为咳矣。"肺咳之状，咳而喘息有音，甚则唾血；心咳之状，咳则心痛，喉中介介如梗状，甚则咽肿喉痹；肝咳之状，咳则两肋下痛，甚则不可以转侧，两胠下满；脾咳之状，咳则右胠下痛脾为阴土，应于坤，出西南也，隐隐引肩背，甚则不可以动，动则咳剧；肾咳之状，咳则腰背相引而痛，甚则咳涎肾脉贯脊，故腰背痛，肾主五液，故咳涎。五脏之久咳，乃移于六腑。脾咳不已，则胃受之，胃咳之状，咳而呕，呕甚则长虫出；肝咳不已，则胆受之，胆咳之状，咳呕胆汁苦水；肺咳不已，则大肠受之，大肠咳状，咳而遗失《甲乙经》作"遗矢"；心咳不已，则小肠受之，小肠咳状，咳而矢气即屁也，大肠之气，由小肠之化故尔，气与咳俱失；肾咳不已，则膀胱受之，膀胱咳状，咳而遗溺；久咳不已，则三焦受之，三焦咳状，咳而腹满，不欲饮食此三焦俱病，火不能生土，故腹满不欲饮食也。此皆聚于胃，关于肺，使人多涕唾而面浮肿，气逆也此总结诸咳之证也。帝曰："治之奈何？"歧伯曰："治脏者，治其俞，治腑者，治其合，浮肿者，治其经脉之所注者为俞，所入者为合，所行者为经，皆针

162

刺法也。”

《示从容篇》曰："咳嗽烦冤者，肾气之逆也此水竭而龙火亢上乘金也。"

李士材曰："咳虽肺病，五脏六腑皆能致之。总其纲领，不过内伤七情，外感六气而已。外感者，由肺而传于他脏也；内伤者，由他脏而后传于肺也。大抵治表者，药不宜静，静则流连不解，变生他病，故忌寒凉收敛，如《五脏生成篇》所谓"肺欲辛"是也。治内者，药不宜动，动则虚火不宁，燥痒愈甚，故忌辛香，如《宣明五气篇》曰"辛走气，气病无多食辛"是也。然治表者，虽宜动以散邪，若形病俱虚者，又当补中气，而佐以和解。倘专于发散，恐肺气益弱，腠理益疏，邪乘虚入，病反增剧也。治内者，虽宜静以养阴，若命门火衰，不能归元，则参、芪、桂、附在所必用，否则气不化水，终无补于阴也。至夫伤寒者，恶寒散寒为要；伤风者，恶风祛风为先；伤食者，恶食消食为急；伤热者，恶热涤热为良。更有喜冷溺赤，因于火也，宜清；身体重痛，因于湿也，宜渗；痰多稠黏，因于痰也，宜消；气滞而粗，因于气也，宜降。在老人、虚人，随其所见之证，总以温养脾肺为主，稍稍治标可也。

肺咳者，宜用麻黄汤；心咳者，桔梗汤；肝咳者，小柴胡汤；脾咳者，升麻汤；肾咳者，麻黄附子细辛汤；胃咳者，乌梅丸；胆咳者，黄芩加半夏生姜汤；大肠咳者，赤石脂禹余粮汤，不止用猪苓分水散；小肠咳者，芍药甘草汤；膀胱咳者，茯苓甘草汤；三焦咳者，钱氏异功散。

咳嗽门方

金沸草散治肺感寒邪，鼻塞声重，咳嗽。

旋覆花去梗　麻黄去节　前胡各七分　荆芥穗一钱　甘草炙　半夏制　赤芍药各五分　加姜三片，枣一枚

越婢汤加半夏治肺胀喘咳，鼻煽抬肩。

麻黄六两　石膏八两　生姜三两　甘草一两　半夏半升大枣十五枚

水六升，先煮麻黄，去沫，入诸药，煮取三升，分三服，温服。

白术酒治感湿咳嗽，身体重痛。

白术一两，泔浸一宿，土蒸，切片，慢火炒黄色

酒二盅，煎八分服。

观音应梦饮定喘止嗽。

人参一钱　胡桃肉留衣二枚　姜五片　枣二枚

临卧煎服。

治嗽补虚方

牛骨一付取髓　白蜜八两　杏仁四两研细　干山药三两研细　胡桃肉四两去皮另研

将牛髓、白蜜砂锅内熬沸，以绢帛滤去渣，盛在磁瓶内，将山药、杏仁、胡桃肉三味入瓶内搅和，以纸密封瓶口，重汤煮一日一夜，每日早晨白汤化一匙服。

紫金散治久嗽，日夜不得眠。

天南星去皮脐　白矾　甘草各五钱　乌梅净肉二两

164

俱为粗末，用慢火于银石器内炒令紫色，放冷，研为细末，每服二钱，临卧时身体入被内，用薤汁七分，温汤七分，煖令稍热，调前药末服之，咽下便仰卧低枕，药入于肺中，须臾得睡，其嗽立止。

急救方

杏仁三升炒研如泥　白蜜一升　牛酥二升

先将杏仁于瓷瓶中，用水研取汁五升，净磨铜铛，勿令脂垢，先倾三升汁于铛中，刻木记其深浅，又倾汁二升，以暖火煎，减至于所记之处，即内蜜、酥等，煎还至木记处，贮于不津瓷器中，每日三度，暖酒服一大匙，和粥服亦可，七日唾色变白，二七唾稀，三七咳断。

薰方风寒久嗽，非此不除。

天南星　款冬花　鹅管石　佛耳草　雄黄等分

为末，拌艾，以生姜一厚片置舌上，次于艾上烧之，须令烟入喉中为妙。

百部，一味熬膏治经年久嗽不瘥，别无他证者，神效。

粉黛散治痰嗽，面浮如盘，终夕不寐。

蚌粉新瓦焙红　青黛少许

用淡薤水滴麻油数滴，调服。

喘　门

经曰："诸病喘满，皆属于火。"河间曰："张口抬肩而有痰声者，为喘，火也，闭口不抬肩而无痰声者，为短气，虚也。"李士材曰："喘之所生，总不越于火逆上而气不降也。"虽然火则一，而有虚实之分焉。丹溪曰："虚火可补，参、芪之属；实火可泻，芩、连之属。然治实恒易，攻之即效；治虚恒难，悠久成功。"王海藏云："肺气果盛，则清肃下行，岂复为喘？皆以火烁真气，气衰而喘。"盛者非肺气也，肺中之火也。故气虚而火入于肺者，补气为先；阴虚而火来乘金者，壮水为急。风寒者，解其邪；湿气者，利其水；暑邪者，涤其烦；肺热者，清其上。痰壅者，消之；气郁者，疏之；停饮者，吐之；火实者，清之。肾虚火不归经，以八味丸导龙入海；肾虚水邪泛滥，以金匮肾气丸逐水下流。

喘门方

三拗汤治寒燠不常，暴嗽喘急，鼻塞痰壅。
麻黄不去节　杏仁不去尖　甘草不炙，各等分
每服五钱，姜五片，煎服取汗。
华盖散治肺风痰喘。
麻黄去根节　紫苏子炒　杏仁去皮尖炒　桑白皮炒　赤茯苓去皮　橘红各一钱　甘草五分　姜五片　枣一枚
千缗汤治喘急有风痰。
半夏制，七枚　皂角去皮弦　甘草炙，各二寸
水煎服。
半夏丸治伤风痰喘，兀兀欲吐，恶心欲倒。

半夏一两　槟榔　雄黄各三钱

为细末，姜汁浸，蒸饼为丸，如梧桐子大，每服五十丸，姜汤下。

定喘奇方治稠痰壅盛，体肥而喘。

橘红二两，明矾五钱同炒香，去矾用　半夏一两五钱　杏仁一两麸炒　瓜蒌仁一两去油　炙甘草七钱　黄芩五钱酒炒皂角三钱去皮弦子烧存性

为末，淡姜汤打，蒸饼糊为丸，如绿豆大，每食后，白汤下一钱，日二次，五日后下痰而愈虚人每服七分。

问易黄丸子消痰定喘及齁鮯。

雄黄细末水飞　雌黄研细，各三钱　山栀子七枚　绿豆四十九粒　明矾二分细研并生用

为细末，稀糊丸如绿豆大，每服一二丸，薄荷细茶汤临卧服。

久喘良方

青皮一枚　展开去穰，入江子肉一个，将麻线系定，火烧尽烟存性，为末，生姜汁和酒一盏送下，神效。

哮　门

仓公曰"气促者为喘，肺虚不足之证也，声粗者为哮，外感有余之疾也"

哮也者，有外因，有内因。外因者，或骤感风寒，或坐卧寒湿，邪气从腧而入于卫腧者，背间之腧穴，主输脏气者也，卫伤则气虚，气虚则痰滞而火郁，痰遮气道，故令人似喘而非喘，此盖痰火郁于内，风寒束其外而然

167

也。内因者，或酸咸过食，或渴饮凉水，气方上行而格之，酸咸水味不得下润，反逆上而射于肺，肺伤则气壅，气壅则火郁而痰凝，痰碍吸门，故令呼吸而有声，此盖气味伤于上，痰火郁于下而然也。由是观之，则哮之为患，不过风与寒，与湿，与咸，与酸，与凉水而已。风哮者，因风而得，遇风即发，发时多汗，非桂枝不除；寒哮者，因寒而得，遇寒即发，发时无汗，非麻黄不除；湿哮者，因湿而得，遇厚味即发，发时痰唾不已，非清金丹不除；若夫食咸即发者为盐哮，非白面饼不除；遇酸即发者为醋哮，非甘草不除；饮冷即发者为水哮，非浮萍汤不除。如膈间痰盛者，用稀涎散大吐之。遇冬而发者，先于七八月间用大承气汤下之，使无热可包，此为妙法。总之，夺邪而火自散，祛痰而气自安，故古人多以大汗，大吐，大下立法也。至若病根深久，元阳虚弱，难以卒除者，又当避风寒，节厚味。禁用凉剂，恐风邪难解；禁用热剂，恐痰火易升。理气疏风，勿忘根本，乃为善治也。

哮门方

疏俞汤 治哮神效。

苏子炒　茯苓　瓜蒌仁各一钱　甘草五分　防风　枳壳炒各八分　桔梗　半夏制，各一钱五分

冬月风多加麻黄，夏月痰多加石膏，挟寒者多用生姜。

清金丹 治食积痰哮喘，遇厚味即发。

萝卜子淘净蒸熟晒干为末一两　　猪牙皂角烧存性三钱

俱以生姜汁浸，蒸饼，丸如绿豆大，每服三五十丸，咽下。

水哮方

芫花为末　　大水上浮萍滤过　　大米粉

三味搜为粿，清水煮熟，恣意食之。

压掌散治男妇哮喘。

麻黄去节二钱五分　　甘草炙一钱　　白果五枚打碎

水煎，临卧服。

醋哮方

甘草二两去皮，作二寸段，中半劈开，用猪胆汁五枚浸三日，火炙为末，蜜丸，临卧清茶吞二钱。

咸哮方

白面二钱　　沙糖二钱

用糖饼灰汁捏作饼子另有一宗灰汁，名曰糖饼灰汁，于炉内煠熟，划出，加轻粉四钱另炒，将饼切作四块，掺轻粉在内，令患人吃尽，吐出病根即愈。

虫　门

古称九虫：一曰"伏虫"，长四寸，为群虫之长；二曰"寸白虫"，相生至多，长一寸，其母长至四五尺；三曰"肉虫"，状如烂杏，令人烦闷；四曰"肺虫"，其状如蚕，令人嗽而声嘶；五曰"胃虫"，状如虾蟆，令人吐逆呕哕；六曰"弱虫"，状如瓜瓣，令人多唾；七曰"赤虫"，状如生肉，令人肠鸣；八曰"蛲虫"，至微细状，如菜虫，居洞肠间，居则为痔漏，痈疽诸疮；九曰"蛔虫"，状如马尾，薄筋，依脾而居，乃有头尾，皆长三寸。甚者又有三尸虫，能作人语；有脑虫，能食人脑；有瘠虫，能食人髓；有噎塞虫，能令人嗝；有癫虫，能食人肌肤；有狐惑虫，能食人脏腑。种类甚多，未易悉举，而其要不过肠胃湿热之所致也。盖湿热者，虫之天也。经曰："肠胃为市，故无物不包，无物不容。"而所以生化诸虫者，犹腐草为萤之意，明此意者，推类而治之可也。

虫门方

化虫丸治肠胃诸虫。

鹤虱去土　胡粉炒　苦楝根东引不出土者　槟榔各一两芜荑　使君子各五钱　枯白矾二钱五分

为末，蜜丸如梧桐子大，小儿一钱，大人三、五钱，上半月空心服。

灵砂丹治肠胃诸虫。

水银一斤　硫磺四两

二物于新铫内炒成砂，更入水火鼎内煅炼为末，糯米糊丸，如麻子大，每服三丸，加至五七丸。忌猪羊血、绿豆粉、冷滑物。

虫药总考

按古方杀虫，如雷丸、贯仲、干漆、蜡尘、百部、铅灰，皆其所常用也。有加附子、干姜者，壮正气也；加苦参、黄连者，虫得苦而安也；加乌梅、诃子者，虫得酸而软也；加藜芦、瓜蒂者，欲其带虫而吐也；加芫花、黑丑者，欲其带虫而下也；用雄黄、川椒、蛇床、樟脑、水银、槟榔者，治疥疮之虫也；用梧桐泪、莨菪子、韭子、蝉酥者，治出齿之虫也；用川槿皮、海桐皮者，治风癣之虫也；用青葙子、覆盆叶者，治九窍蟨蚀之虫也；用败鼓心、桃符版、虎粪骨、獭爪、獭肝、鹳骨者，驱瘵虫也。或用桃柳东南枝者，以其得天地春生夏长之气，而假之以为吾身之助也，或用吴茱萸东引根，或用酸石榴东引根煎汤吞药者，一以此物亦能杀虫，一以东方者生物之始，诸虫受气之所也，东引根能引诸药东行，夺其生生之气，乃伐根之斧也。

蓝

《治宅编》云："永州通宅听军员毛景得奇疾，每语喉中必有物作声相应。有道人教读本草药名，至蓝而默然。遂取蓝揿汁而饮之，少顷吐出肉块，长二寸余，人形悉具，刘思在永州亲见其事。"《千金翼》云："蓝主痞蚀，则固杀虫物也。"

雷丸

陈正敏《遁斋闲览》云："杨勔中年得异疾，每发言应答，腹中有小虫效之，数年间，其声浸大。有道士见而惊曰：'此应声虫也，久不治，延及妻子，宜读本草，遇虫不应者，当取服之。'勔如言。读至雷丸，虫忽无声，乃顿服数粒，遂愈。"

槟榔散　石榴根煎

蔡定夫勘之子康积苦寸白虫。医者教之，以月初三日，先炙猪肉一脔置口中咀，咽其津而勿食。诸虫闻香争咂，如箭攻攒。却以槟榔细末一两，取石榴东引根煎汤调服。蔡如其言。不两时，腹中雷鸣，急泄虫下如倾。以杖挑之，连绵成串，其长几丈，尚蠕蠕能动，乃悉置之于火，宿患顿愈。

生白果　百部治八角虱。

男女毛际生虱名曰八角虱。先以剪刀尽去其毛，用生白果，百部等分捣，擦数次即除。

惊悸怔忡门惊，骇也；悸，跳动也；怔忡，惊悸之状

经曰："东方青色，入通于肝，其病发惊骇肝应东方，于封①为震，于象为风，风才多振动，故病为惊骇。"又曰："足阳明之脉，病恶人与火，闻木音则惕然而惊者，土恶木也阳明多气多血，而气壅则易热，热则恶火，阳明气厥，则为忧惊，故恶人之烦扰也。"又曰："心痹者，脉不通，烦则心下鼓闭而不通，则热郁而为涎，涎成则烦，心下鼓动，鼓者，跳动如击鼓

---

① 封：当为"卦"之误。

172

也，即所谓悸也。"盖经之言惊悸也，心也，胃也，肝也。心者，自病者也；胃者，病其所生者也；肝者，病其所生己者也。心主血而藏神，故方寸灵台名曰"神室"。血少而室虚，则火邪得而炽之，水邪得而停之，痰涎得而冲击之。丹溪云："惊则神出于舍。"舍空得液，痰涎冲击于胞络之间，令人怔怔忡忡不自宁也。其证头眩晕迷，胸膈烦闷，以寒水石散清之。若劳心越度，神必不宁，令人怔忡者，宜益气以降火，润燥以清心，心清火降则神自安矣，宜养心汤。因惊而得之者，名曰"惊气怔忡"，经曰："惊则气乱"，宜其怔怔忡忡，如物之扑也，必宁心下气，其病斯除，宜朱雀丸。甚有惊气入心，喑不能语者，非镇重劫痰之品不能祛也，宜蜜佗僧一物散。梦中惊悸者，心虚而火袭之也，镇其心，清其火，养其气血，而神未有不安者也，宁志丸或朱砂安神丸均可用之。夫心者，火也，受制于水者也。心之气血充足，则水邪不能干。稍有欠缺，则水停心下筑筑然，跳动畏惧，不能自安，甚则令人四肢冷而厥，中有水声，此伤寒饮水过多之所致也。经曰："饮之为悸，甚于他邪，虽有他邪，必先治悸盖以水停心下，不早治之，侵于肺则为咳、为喘，伤于胃则为哕，为噎，溢于皮肤，则为肿溃，于肠间，则为利下，渗于筋骨经络，则为痿痹故也。"宜淡以渗之，辛以散之，益土以制之，以半夏麻黄丸或茯苓甘草汤治之。若夫病在所生者，乃子虚则母虚也，盖胃者，土也，子也，心者，火也，母也，子虚则盗气于母，而母亦受亏也，胃土受制于肝木者也，土虚则木来乘之。故

173

阳明虚者，心气必怯，闻木音未有不惊者，以归脾汤补之。若惊而恶火者，胃多郁热，而气壅之也，惊而恶人者，痰火熏蒸而神明乱也，以茯苓饮清之。若病在生己者，乃木病不生火也，盖肝者，东方之木也，木多受风，风即为邪，肝木受邪，则不能生火而心虚矣，木遇风则动，肝动则心亦摇，故病发为惊，病于脏者，必发于外，故惊而面色青或大便青者，皆肝证也，以珍珠母丸清之。

大抵治心惊者，必以补气血为主，佐以消痰，降火，疏风之药，而镇重之品，亦不可缺也，盖心镇而神安，神安则无惊悸也。治胃惊者，须以散气涤热为主，佐以疏风、镇心之药，而化痰之品亦不可缺也，盖痰化则气清，气清则神不乱。治肝惊者，须以疏风为主，佐以镇心涤热之药，而养血之品亦不可缺也，盖血行则风灭，风灭而木自静也。至于气血之分，虚实之辨，寒热之别，是在临证者详之。

惊悸怔忡门方

养心汤 治心血虚少。

黄芪　白茯苓　白茯神　半夏曲　当归　川芎各五钱　柏子仁　枣仁炒　远志姜汁炒　人参　五味子　肉桂各二钱五分　炙甘草四钱

每服五钱，有停水者加槟榔、赤茯苓。

茯苓甘草汤 治伤寒饮水过多，水气乘心而悸。

茯苓　桂枝炒各二两　甘草一两　生姜三两

174

分作十服，甚者作一服。

朱砂安神丸治梦中惊悸，兼治心乱烦热，胸中气乱，兀兀欲吐，膈上伏热。

朱砂五钱水飞另研　黄连六钱酒洗　生地一钱五分　炙甘草　当归各二钱五分

为极细末，蒸饼为丸，如黄米大，每服三十丸。

朱雀丸治惊气。

白茯神二两　沉香五钱研细末

蜜陀僧一物散治为虎狼恶蛇所惊，惊气入心，喑不能言，服此神效。

蜜陀僧研极细末，每服一钱，清汤送下。

温胆汤治心胆虚怯，触事易惊，或梦寐不解，心惊胆慑，气郁生涎，或短气，或自汗。

半夏汤洗　枳实　竹茹各一两　橘皮去白一两五钱　炙甘草四钱　白茯苓七钱

每服五钱，加姜七片，枣一枚煎服，呕者去竹茹，加人参一两。

定志丸治异梦多惊。

菖蒲　远志去心，各二两　茯神　人参各三钱

为末，蜜丸，梧子大，朱砂为衣，米饮下三钱。

真珠母丸治肝虚受邪，卧若惊状。

珠母七钱五分研细　当归　熟地黄各一两五钱　人参　枣仁　柏子仁　犀角　茯苓各一两　沉香　龙齿各五钱

为末，蜜丸梧子大，辰砂为衣，每服二钱，薄荷金银汤下。

寒水石散治热郁生痰。

寒水石煅　滑石水飞，各一两　生甘草

姜、枣汤下。

控涎丹

甘遂去心　紫大戟去皮　白芥子各等分

为末煮，糊丸梧子大，临卧淡姜汤下七丸，加辰砂、远志更妙。

天王补心丸壮水补心，清热化痰，定惊悸。

人参　白茯苓　玄参　丹参　桔梗　远志各五钱　当归酒浸　五味子　麦门冬　天门冬　柏子仁　枣仁各一两　生地黄四两　黄连酒炒二两

蜜为丸，梧子大，朱砂为衣，每服三钱，灯心、竹叶汤下。

半夏麻黄丸治水停心下筑筑然，跳动不能自安。

半夏　麻黄各等分

蜜丸桐子大，每服一钱，日三服。

茯苓饮子治痰饮伏于心胃，悸动不已。

赤茯苓　半夏制　白茯神　麦门冬　橘红各二钱　槟榔　沉香忌火　炙甘草各一钱二分　姜三片

食远服。

辰砂远志丸安心神，化风痰。

石菖蒲去毛　远志去心　人参　茯神　辰砂各五钱　川芎　山药　铁粉　麦门冬　细辛　半夏曲　天麻　天南星炒黄　白附子生，各一两

为末，生姜五两取汁入水煮，糊为丸，如绿豆大，别

176

以朱砂研极细末为衣，每服一钱，临卧姜汤下。

恐　门

经曰："在脏为肾，在志为恐。"又曰："精气并于肾则恐恐者，肾之情志，下章之言他脏者亦莫不出于肾也"，"肝藏血，血不足则恐肝者，肾之子也，水强则胆壮，水薄则血虚而为恐矣"，"胃为恐胃属土，肾属水，土邪伤水则为恐也"，"心怵惕思虑则伤神，神伤则恐惧自失心藏神，神伤则心怯，所以恐惧自失，火伤畏水之故。"士材李氏曰："经文论恐，有肾、肝、心、胃四脏之分，而肝胆于肾，乙癸同源者也，胃之于肾，侮所不胜者也，心之于肾，畏其所胜者也。故恐之一证，属肾之本志，而旁及于他脏，治法则有别焉：治肾伤者，宜厚味；治肝胆者，宜养阴；治阳明者，壮其气；治心君者，镇其神。"其论确然，惜其于证未详耳。盖食少中满，善伸，肢弱而多恐者，阳明也；面青目眩，郁怒呕逆而多恐者，乙肝也；口苦胁痛，寝汗憎风而多恐者，甲胆也；精神昏乱，心动善忘而多恐者，心君也；腰痛膝软，盗汗内热而多恐者，肾水也。治虽有别，而又不可不顾其本。予于此证，审是肾伤者，以血肉补其精；是肝胆者，固其肾以养其阴；是阳明者，益其水而壮其气；是心君者，滋其坎而镇其神。经曰："病发于有余，本而标之"，先治其本，后治其标可也。

恐门方

茯神散治胆胃不足，心神恐怯。

茯神一两　远志　防风　细辛　白术　前胡　人参
桂心　熟地黄　甘菊花各七钱五分　枳壳五钱

为粗末，每服三钱，水一盅，生姜三片煎服。

补肝防风汤治胆虚，目暗眩冒，恐惧，面色变。

防风一钱　人参七分　细辛　芎劳　甘草　茯神　独
活　前胡各八分

人参散治肝肾虚而多恐，不能独卧。

人参　枳壳　五味子　桂心　甘菊花　茯神　山萸
肉　枸杞子各七钱五分　柏子仁　熟地黄各一两

为细末，每服二钱，温酒调下。

健 忘 门

经曰："上气不足，下气有余。肠胃实而心气虚，
虚则营卫留于下，久之不以时上，故喜忘上气者，心家之
清气也，下气者，肠胃之浊气也，上气不足，下气有余者，言浊气多
而清气少也，浊气多，故肠胃实，清气少，故心气虚，虚则营卫之气
不能上达而留于下，久留而不时时上之，则浊气愈盛，神明昏乱而善
忘也。肾盛怒而不止则伤志，志伤则善忘其前言怒属肝，
肾藏志，肝肾为子母，气相通也，故过于怒，必伤其志，夫志者，志
也，伤则不能志而善忘其前言也。血并于下，气并于上，乱而

喜忘血并于下，则无以养其心，气并于上，则无以充其肾，水不上，火不下，坎离不交，乱其揆度，故喜忘也。"经之言健忘也，俱责之心肾二经，一则曰心气虚，一则曰怒伤志，一则曰心肾不交。盖营以营血，卫以卫气，主营卫者，心也，心气足则血气流行，上下灌注，心气不足则气血下而不上，气血不上则下壅而为浊，浊于下者，不能清其上，神明于是乎昏矣。志者，喜静而恶动者也，故盛怒不止，则志不安宁而不能志其前之所言矣。夫心者，火也，肾者，水也，火性炎上，宜使之下，水性就下，宜使之上，水上火下，名之曰交，交为既济，生之象也，主无病。设或不交，则气血消亡，精神散乱，痰气纵横，欲求其不忘也而可得乎哉？故于是证也，心虚者以养血为主，兼升其清气，盖血足则神明，清升而浊自降也；志伤者，以固肾为主，兼补其血，盖肾足而志生，血壮而精自强矣；心肾不交者，以行气为主，兼补其神，盖气行则血行，神足而精自交也。若夫因于痰者，化其痰；因于火者，降其火；因于思虑者，归其脾，是在临证者详之。

健忘门方

孔子大圣枕中方学问易忘，服之令人聪明，出自孙真人之《千金方》内，其来必有所由。

败龟版酥炙　龙骨研末入鸡腹中煮一宿　九节菖蒲去毛远志去毛各等分

为末，每服一钱，酒调下，日三服。

归脾汤治思虑伤心脾，健忘怔忡。

人参　茯神　龙眼肉　黄芪　枣仁炒　白术各二钱五分　当归　远志各一钱　木香　炙甘草各三分　红枣一枚　生姜五片

宁志膏治精神衰倦健忘。

人参　枣仁各一两　辰砂五钱　乳香二钱五分

为细末，蜜丸弹子大，每服一丸，薄荷汤下。

寿星丸治痰迷心窍健忘。

天南星一斤，掘坑深二尺，炭五斤，坑内烧红，扫净，酒浇，将天南星下坑，急盖密一宿，焙　琥珀四两另研　朱砂一两水飞一半为衣　猪心血三个

生姜汁打面糊为丸，如梧子大，每服三钱，人参汤空心送下，日三服。

朱雀丸治心肾不交健忘。

沉香一两　茯神四两

为末，蜜丸如小豆大，每服三十丸，人参汤下。

八味丸　补中益气汤　四君子汤　龟鹿二仙膏　人参养荣汤　十全大补汤　河车六味汤　清心莲子饮　导痰汤

不得卧门

经曰："卫气不得入于阴，常留于阳，留于阳，则阳气满，阳气满，则阳跷盛不得入于阴，则阴气虚，故

180

目不瞑矣卫气行阳则寤，行阴则寐，留于阳则阳跷盛，不得静而藏魄，不入于阴，则阴气虚，不得安而藏魂，魂魄不宁，所以目得不瞑也。"胃者，六腑之海，其气下行，阳明逆，不得从其道，故不卧下，经曰"胃不和则卧不安"，此之谓也寤从阳而主上，寐从阴而主下，胃气上逆，则诸气不得从其阴降之道，故卧不安也。又曰："卧则喘者，水气之客也"，夫水者，循津液而流，肾者，水脏，主津液，主卧与喘也喘虽主于肾，为病实在肺，客者，谓水客于肺，卧则水气上逆，故不得卧而喘也，水病者，其本在肾，其末在肺，卧则喘者，标本俱病也。经言不卧之故有三：一责之阳气满而阴气虚；一责之胃不和而气不下；一责之肾虚不能藏水而客于肺。

卫气者，行阳则寤，行阴则寐；营气者，行阴则寤，行阳则寐。故卫气昼行于阳而夜行于阴，营气夜行于阳而昼行于阴也。夫心主神者也，神清则明，明则寡寐；神浊则昏，昏则易卧。所以嗜清味者，神明而寡寐；嗜厚味者，神昏而易卧也。又劳力则神昏，劳心则神清。且劳力者，神不伤；劳心者，神不安。所以务农事者，神静而易卧；劳王事者，神动而卧不安也。此皆心过于清，卫气独居，营血不得入而养心，心血亏矣。

胃者，纳五谷之气以生血者也，胃足则血得其生而无遗，胃虚则血失其养而有亏。心主血者也，血亏则神室空虚，中心摇摇而神不安矣，故饱则血得其生而易寐，饥则血失其养而不卧也。胃又为七冲之要道，气所升降者也，胃和，则六腑清阳之气上下无碍，寤寐自如。寤从阳而主上，寐从阴而主下。胃者，其气下行者

181

也，少有乖违，则气逆而不下，卧亦不安矣。又有邪气并于阳明，令火蕴于中而不得炎于上，而壮火食气，神明不安，亦不得卧也，经之所谓"胃不和则卧不安"是也。

肾主五液，五液者，皆血之所化者也。津液足，则血以时化，无少欠缺；津液不足，则血不以时化，于是乎有亏矣。肾虚则津液亏，津液亏，则血亏，血亏，则肾益虚矣。肾本水脏，水主下行，肾虚则不能摄水，而水上泛更不能受水而客于肺，令肺亦病，而卧则喘生也。血亏而神失养，喘生而神不宁，欲卧得乎哉？

故凡司命者，视其病于阴，气虚者，养其血以补其心；病于胃者，补其气以和其血；并于邪者，清阳明以散其热；病于不能藏水者，轻则补气渗水而化其痰，重则逐水驱痰以利其窍，水去过半而益其肾，经曰："病发于不足，标而本之"，先治其标，后治其本，此之谓也。大端虽三，虚实寒热互有不齐。神而明之，存乎其人。

不得卧门方

阴阳得所汤治昼卧夜不卧。

熟枣仁　生枣仁各五钱　当归一钱　茯神一钱五分　人参二钱　远志一钱二分

羌活胜湿汤治卧而多惊，邪在少阳，厥阴。

羌活　独活　藁本　防风各一钱　蔓荆子三钱　川芎二分　炙甘草五分

182

控涎丹治水气客肺，喘而昼夜不卧。

甘遂去心　　紫大戟去皮　　白芥子各等分

为末煮，糊为丸，如梧子大，临卧淡姜汤下七丸。

鳖甲丸治四肢无力，胆虚不眠。

鳖甲炙　枣仁炒　羌活　牛膝　黄芪　人参　五味子各等分

为末，蜜丸如梧桐子大，每服三钱，临卧温酒送下。

淋　浊　门

淋与浊相似，李士材曰："淋病即精病，非溺病也。然则淋与浊之所以分者，淋是小便混浊，惟溺时有之，多是胃中湿热渗入膀胱，或为七情所伤，元气下陷而致也；浊则虽不溺，而窍端时有秽物牵粘而出，此由于意淫精败及入房太甚，精门不闭而然也。"

淋有五症，曰石淋、劳淋、气淋、血淋、膏淋。夫石淋者，溺中累累有如砂石，此以火灼膀胱，浊阴凝结，煮海为盐之象也，惟清其积热，涤去渣滓，则水道自利，宜琥珀散、如圣散。劳淋者，劳倦而成，遇劳则剧，因怒而发者，肝劳也，因用心而发者，心劳也，因入房而发者，肾劳也，负重远行，应酬分扰而发者，脾劳也，宜补中益气汤及归脾汤。气淋者，肺主气，气化不及，州都膀胱也胞中气胀，少腹满坚，溺有余沥，如脐下妨闷而痛者，气实也，宜沉香散、瞿麦散，不痛不妨闷者，气虚也，宜八味汤倍茯苓，加杜仲、牛膝。血淋者，心遗热于小肠，血入胞中，与溲同下，然有血瘀、血虚、血冷、血热之分焉，小腹硬满，茎中作痛欲死者，瘀血也，一味牛膝煎膏，以酒下之，小腹作胀而痛，喜按，淋出更剧，血色淡红者，血虚也，宜六味汤加侧柏叶、车前、白芍，血色鲜红者，血热也，宜犀角地黄汤，血色黑黯，面色枯白，尺脉沉迟者，下元虚冷也，宜金匮肾气丸。膏淋者，极类脂膏，小便色如米泔，或如鼻涕，此精液俱出，精塞溺道，溺时疼痛，宜鹿角霜丸或菟丝子丸。丹溪云："淋虽有五，皆主于热"，此知要之言也。后之方书又有冷淋之名，盖淋虽属热，久则热化为寒，非五淋之外别有所谓冷淋也，其为证也，先见寒战，然后淋沥，以金匮肾气丸，湿痰，六君子汤主之。

浊为肾虚之病，其有赤白之分者，何也？精者，血之所化，浊气太多，精化不及，赤未变白，故成赤浊，此虚之甚也。是知赤浊、白浊原属一证，惟白者稍轻而赤者较重也。治法见是白者，先用韭汁酒以去其败精，后用补剂兼用涩药；见是赤者，毋过用涩药，涩药常敛，使败精留滞，毋过用血药，血药多舒，使下行不收，惟宜养营益卫，方为善治。盖养营则血不脱而精始固，益卫则气不陷而血可生，血生精固何浊之有？若去血过多，则惟补气为急，兼用升提，所谓血脱者补气，阳生阴长之理也。

淋浊门方

神效琥珀散治石淋。

琥珀　桂心　滑石_{水飞}　大黄_{微炒}　冬葵子　腻粉
木通　木香　磁石_{煅酒淬七次}

各等分为细末，每服二钱，灯心，葱白煎汤调服。

独圣散治石淋。

黄独葵花、子俱用，炒一两

为细末，每服一钱，食前米饮调服。

沉香散治气淋。

沉香　石韦_{去毛}　滑石　当归　王不留行　瞿麦_{各五}
钱　冬葵子　赤芍药　白术_{各七钱五分}　炙甘草_{二钱五分}

为末，每服二钱，大麦汤空心调服，以利为度。

鹿角霜丸治膏淋。

鹿角霜　白茯苓　秋石_{各等分}

为细末，糊丸如梧桐子大，每服五钱，米饮下。

海金沙散治膏淋。

海金沙　滑石_{各一两}　甘草_{一钱五分}

研末，每服二钱，灯心汤下。

牛膝膏治瘀血淋。

牛膝一味熬成膏，酒送神效，胃虚寒者，宜以四物
汤加桃仁、通草、红花、牛膝、丹皮。

加味六味汤治血虚淋。

六味汤加侧柏叶二钱　白芍药_{一钱五分}　车前子二钱
或八珍汤送益元散亦有效。

柏柿汤治血热淋。

柿蒂七个　侧柏叶二钱　黄连八分　黄柏一钱五分　生地黄三钱　丹皮一钱　木通一钱五分　白芍药一钱　泽泻一钱　赤茯苓八分

石韦散治石淋。

石韦　冬葵子各二两　瞿麦一两　滑石五两　车前子三两

每服三钱，日二服。

清心莲子饮治劳淋。

黄芪炙　石莲肉　白茯苓　人参各七分五厘　麦门冬　炙甘草　地骨皮　黄芩炒　车前子各五分

琥珀散治气淋，血淋，膏淋，石淋。

滑石二钱　木通　当归　木香　扁蓄　琥珀　郁金炒各一钱

研末，日服二钱。

大补丸治淋证遇房劳即发者。

黄柏一味炒褐色

研末，为丸，每服三钱。

九龙丹治白浊。

枸杞子　金樱子　山楂肉　石莲肉　白莲须　熟地黄　芡实　当归　白茯苓各等分

为末，丸如梧桐子大，每服三钱。

清心莲子饮治心虚有热，小便赤浊。

黄芩　麦门冬　地骨皮　车前子　炙甘草各一钱五分　石莲肉　白茯苓　黄芪　人参各七分五厘　远志肉　石菖

186

蒲各一钱

空心煎服，发热加柴胡、薄荷。

玄菟丹治三消渴利神药，禁止遗浊。

菟丝子酒浸通软，乘湿研焙干，别取末十两　五味子酒浸别为末净七两　白茯苓　干莲子各三两为末另研　干山药末六两

将所浸酒，添酒煮糊搜丸，如梧桐子大，每服五十丸，空心米饮下。

远志丸治赤浊如神。

远志八两去心　白茯苓二两去皮木　益智仁二两

为末，酒煮，面糊为丸，如梧桐子大，每服五十丸，临卧枣汤下。

锁精丸治赤白浊。

补骨脂炒　青盐　白茯苓　五倍子各二两

为末，酒煮糊为丸，如梧桐子大，每服三十丸，空心盐汤下。

水陆二仙丹治赤白浊，见遗精门。

赤脚道人龙骨丸治白浊。

龙骨　牡蛎各五钱

为末，入鲫鱼腹内，湿纸裹，入火内炮熟，取出去纸，将药同鱼肉研如泥，丸如梧桐子大，每服三十丸，空心米饮下，鲫鱼不拘大小，只以着尽上件药为度，更加茯苓、远志肉各五钱尤佳。

187

遗 精 门

李士材曰："《内经》言'五脏六腑各有精，肾则受而藏之'，以不梦而自遗者，心肾之伤居多；梦而后遗者，相火之强为害。"仲景曰："精、气、神，人身之三宝也。精生气，气生神，三宝之理也。神役气，气役精，三宝之用也。"是以神昏则气荡，气荡则精离，神安则气正，气正则淫梦不生，邪火不起，精不涩而自固，故欲养其身者必先正其心。盖正心为补肾之本，保肾为固精之本，不正其心而徒求药饵，又何益哉？然遗精之证，因心而致者，十虽居九；因病而致者，十亦有一焉。其因病而致者，则又有肾经自病，与他脏遗病于肾之殊。如心病而遗者，必寤寐惊惕，口内生疮，此火气袭肾也，法宜清凉；肺病而遗者，必皮毛枯涩，短气鼻干，此燥气袭肾也，法宜清润；脾病而遗者，必面黄腹胀，四肢沉重，此湿气袭肾也，法宜温燥；肝病而遗者，面青甲白，筋痛不舒，此风气袭肾也，法宜疏达；肾病而遗者，面黑盗汗，腰膝酸软，此肾经自病也，多属虚寒，法宜温补。又有劳心过度者，宜天王补心丹；有色欲不遂者，宜韭汁酒；有房事过劳者，宜水陆二仙膏；有壮年久旷者，宜金锁玉关丸；有饮酒厚味，痰火湿热者，宜二陈汤加黄连，干葛；有气虚下陷者，宜补中益气汤；有血走不收者，宜黄芪六一汤加升麻、柴胡；有风邪内踞者，宜水陆地黄汤加羌活许学士云："风者，百病之长，乃天之阳气也，主疏泄万物，故在表则令人汗出，在肺则令人咳嗽，在肝则令人吐血，在肾则令人遗精，附骨则令人骨蒸盗汗，着筋则令人机关不利。溺白而长，秘而难出者，风也，此由肾经自病，非如上文所谓肝病而袭于肾也"；有与鬼魅相感者，宜苏合香丸凡与鬼交者，其状不欲见人，如有晤对，时独笑言，时当悲泣，脉息乍大乍小，乍有乍无，及脉来绵绵不知度数，或两手如出两人，颜色不变者，此其候也。要而言之肾，经曰："病者治其肾，他脏移病于肾者，则他脏与肾兼治之。"如精滑者，宜涩之，涩之不效，兼泄心火，泄之不效，即以补中益气，重用升麻、柴胡，举其气而上之，未有不奏功者。究其根原，则仍以正心为主，心一不正，则天君摇摇，令精神走失矣，经所谓"主不明则十二官危"，以此养生则殆，主明则下安，以此养生则寿，没世不殆。是以凡治遗精证候，安神定志之药尊为上品，断不可缺也。

遗精门方

玉华白丹清上实下，助养本元，最治二便不固，梦遗精滑等证。

钟乳石炼成者一两　　白石脂五钱净瓦上煅通红，研细水飞阳起石五钱磁罐中煅，令通红，取出酒淬，放阴地上令干　　左顾牡蛎七钱洗，用韭菜捣汁，盐泥封固，文武火煅取白者

四味各研极细末，拌和一处，又研一二日，以糯米粉煮糊为丸，如芡实大，入地坑出火毒一宿，每服一

189

粒，**浓煎人参汤待冷空心送下**。不蕾不燥，可以久服，大补真元，最祛宿疾。妇人无娠者，当归、熟地黄浸酒送下。凡服药后以少少白粥压之，忌猪、羊血、绿豆粉。

秘真丸固精安神。

龙骨煅五钱　诃子皮五枚　砂仁五钱　朱砂一两水飞

面糊为丸，如绿豆大，每服三钱，空心酒下。

金锁玉关丸治遗精白浊，心虚不宁。

芡实　莲子　白莲须　藕节　白茯苓　茯神　干山药各等分

为末，金樱子煎膏为丸，如梧桐子大，每服三钱，米饮下。

水陆二仙膏

金樱子膏　芡实粉炒熟

收，每服三五钱。

韭菜子炒。

研末空心服二钱。

莲子

连心皮常服亦妙。

卷 四

肿 胀 门

胀之为患也，有水与气、食与鼓、虫与血之分焉。水胀者，少火衰微不能温养脾土，脾土虚寒，水停肠胃，不由中道，渐渗膈外，布散四肢，此水胀之所由成也。其现证也，目窠目下上微肿，如新卧起之状，皮薄色泽，其颈脉动，时咳，阴股间寒，肿则自下而上，或肿有分界，按之随手而起。气胀者，天气六淫、人身五贼袭于胃中，胃既受伤，气不运行，散漫肠胃，并及肌肤，此气胀之所由成也。其现证也，皮厚色苍，或一身尽肿，或自上而下，按之窅①而不起，小便不利。食胀者，饮食过度以致伤脾，脾伤则不能运化，积其谷气散而为肿，此食胀之所由成也。其现证也，不欲食，通腹皆实。鼓胀者，胃气过盛气胀者，多由于气虚，鼓胀者，多由于气实，或因怒郁，或因痰滞，气道壅塞，横行百骸，此鼓胀之所由成也。其现证也，腹皮绷急，弹之有声，旦食而暮不能食，小便亦不利，手足倦怠。虫胀者，嗜

---

① 窅：音窈，深远意。

酒耽辛，肥甘炮炙，湿热之气熏蒸肠胃，化而为虫，久则毒气散漫，此虫胀之所由成也。其现证也，思食异味，饥则烦而饱则否。血胀者，怒气盛则血菀于营，有所思则败精留血滞于少腹，或菀、或滞，皆能壅塞血道，血道既壅，则肌肤之血不能流行，此血胀之所由成也。其现证也，少腹实，大便难，小便自利。血胀之证，妇人更多，在女科，有气分与血分之殊：气分者，心胸坚大而㿉，发于上，先病肿胀而后经断；血分者，血结腹门而病，发于下，先因经断而后肿胀。若夫女人腹胀，内生息肉，初如卵大渐长如子胎状，按之则坚、推之则移，月事以时下者，名"肠覃"；此非血病，皆由汁沫所聚而生也。若推之不移，月事不以时下者，名曰"不瘕①"，此留血也，是皆可下之证。至于腹满而痛，有形有块，按之而痛移者，气与火也；痛不移者，食与血也；不移而恶食者，食也；不恶食者，血也此段兼男女而言。凡诸证候，阴阳虚实不可不辨，大抵阳证必热，热者多实；阴证必寒，寒者多虚。急遽骤至，成于数日之间者，属实；日积月累，成于经月之后者，属虚。先胀于内，而后肿于外者，为实；先肿于外，而后胀于内者，为虚。小便黄赤，大便秘结为实；小便清白，大便溏泄为虚。滑数有力为实，弦浮微细为虚，色红气粗为实，色粹气短为虚。察其实者，直清阳明，反

---

① 不瘕：当为"石瘕"之误。

掌收功；苟涉虚者，温补脾肾，渐次康复所谓塞因塞用也，初服则剧，久服则通。其有不大实，亦不大虚者，先以清利见功，继以补中调摄。如大便不通而精力未衰者，宜下；膈间痰壅而脉犹有力者，宜吐；暑月无汗而肌肤色泽者，宜汗；小便短赤而便时温热者，宜利；先喘而后胀者，治在肺；先胀而后喘者，治在脾。要而言之，诸经皆有肿胀，而其要纲则皆脾、肺、肾三经。盖脾土主运行，肺金主气化，肾水主五液，凡五脏所化之液，悉属于肾，五液所行之气，悉属于肺，转轮二脏以制水生金者，悉属于脾，故肿胀不外此三经也。若分而言之，上焦胀者属气，治又宜在肺；中焦胀者属物，治又宜在脾；下焦胀者属水，治又宜在肾也。

肤肿

吴鹤皋曰："凡肿不拘何所痛者为实邪，不痛者为虚邪。肿而赤者为结热，不赤者为留气。"

死候

凡肿胀，四肢不肿，但腹胀者，名曰单腹胀，难愈。水肿先起于腹，后散于四肢者可治，先起于四肢，后归于腹者死，身热者死，寒热如疟者死，便血者死，大便泄而肿不消者死，阴囊及茎肿腐者死，五伤者死唇黑或肿，肝伤；缺盆平，心伤；脐突，脾伤；足心平，肾伤；背平，肺伤。

肿胀门方

大安丸治饮食伤脾致成胀者。

山楂肉二两炒　白术　神曲炒　半夏制　茯苓各一两　陈皮去白　连翘　萝卜子生用,各五钱

鸡矢醴散治血盅。

大黄酒润　桃仁　鸡屎白者酒炒,各等分

为末,每服三钱,姜汤下。

导水茯苓汤治遍身肿,喘满,小便秘涩,诸药不效者,用此即愈。

赤茯苓　麦门冬　泽泻　白术各三两　紫苏　桑白皮　槟榔　木瓜各一两　大腹皮　陈皮　砂仁　木香各七钱五分

俱为粗末,每服五钱。

灯草二十五根,水二盅,煎八分,连进三服,小水渐利。

敷药治腹满如石或阴囊肿大,先令病人嚼甘草数钱,后用敷药。

大戟　芫花　甘遂　海藻各等分

俱为细末,用酽醋调面和药摊于棉纸上,覆贴肿处,仍以软绵裹住。

舟车神佑丸去一切水湿痰饮如神。

甘遂　芫花　大戟俱醋炒各一两　大黄二两　黑牵牛头末四两　青皮　陈皮　木香　槟榔各五钱　轻粉一钱

俱为细末,水丸如椒目大,空心服五丸,日三服。

194

痞闷者多服反烦满，宜初服二丸，每服加二丸，快利为度。戴人每令病者先服百余粒继以濬川等药投之，五更当下。种种病出，轻者一二度，重者五六度方愈。药虽峻急，为效甚速。弱者当依河①。

大圣濬川散

大黄　牵牛取头尾　郁李仁各一两　木香　芒硝各三钱甘遂五分

俱为末，姜汁调服。戴人每言："舟车丸必以濬川散继之。"

鸡矢醴法

羯鸡尿②白者八合

炒微焦，无灰好酒二碗，煎至碗半，滤取汁。五更热服则腹鸣，辰巳时行三二次黑水，次日足有皱纹，又饮渐皱至膝上而愈。

禹余粮丸治水胀之圣药。

蛇含石大者三两，铁铫盛烧通红，倾入醋中，候冷取出，研极细　禹余粮石二两　真针砂五两，淘净炒干，用醋二盅，同余粮铫内煮干，更用铫并药烧红，倾净砖地上，候冷研极细　羌活　木香　茯苓　川芎　牛膝酒洗　白豆蔻　桂心　大茴香炒蓬术炮　附子炮　干姜炮　青皮　京三棱炮　白蒺藜　当归酒洗各五钱

为末，入前三味，拌匀蒸饼，丸如梧桐子大，食前

---

① 依河：河后恐脱漏"间"字。

② 尿：当为"屎"之误。

白汤下三十丸至五十丸，虚老俱可服。最忌食盐，一毫入口发疾愈甚。服药后即于小便内旋去，不动脏腑。每日三服，更以温补之药助之，真神方也。

椒仁丸 治先因经水断绝后至四肢浮肿、小便不通，血化为水。

椒仁　甘遂　续随子去皮研　附子炮　郁李仁　当归　黑牵牛炒　五灵脂研　吴茱萸　玄胡索各五钱　芫花醋浸一钱　石膏二钱　胆矾　信砒各一钱　蚖青十枚去头翅足，米炒　斑蝥十枚，制同蚖青

俱为末，糊丸如鸡豆大，每服一丸，橘皮汤送下。药虽峻利，所用不多，畏而不服，有养病害身之患。

五皮饮 治脾肺不能行运，气满皮肤，水停不利。

大腹皮洗净　赤茯苓皮　生姜皮　桑白皮炒　陈皮各一钱五分

日进三服。

土狗

一名蝼蛄。焙干为末，用上半节即消上身之水，下半节即消下半身之水，左可消左，右可消右，方士以此为神奇。

积聚门 后世俗名痞

《难经》曰："积者，五脏所生，其始发有常处，其痛不离其部，上下有所终始，左右有所穷处。聚者，六腑所成，其始发无根本，上下有所留止，其痛无常处按：

196

积聚在人身躯壳之内、肠胃之外，依附于肠胃回薄曲折处，以为栖止之窠曰，鹤皋曰：血之所积名曰积，气之所聚名曰聚，积者五脏之邪，聚者六腑之病也。”肝之积，名曰肥气，在左肋下如覆杯，令人呕逆或两肋痛引小腹，足寒转筋；肺之积名曰息贲，在右肋下如覆杯，气逆背痛久则喘咳；心之积名曰伏梁，起脐上，大如臂，上至心下，久则令人烦心；脾之积名曰痞气，在胃脘，大如覆杯，痞塞吐泻，久则饮食不为肌肤；肾之积名曰奔豚，发于少腹上至心，若豚状，上下无时，久则喘逆、骨痿、少气。癥者，按之应手，亦如五积之不移癥者，热火熏蒸，汁沫凝于肠胃之外而成，今之所谓应肉是也。瘕者，假物成形，如血鳖、石瘕之类瘕者，或因误吞毛发而粘滞不出，或因误食忌物而脏气乖违，久则无情而化有情，于是为蛇、为鳖，假物而成形也。痃，皮厚也，在肌肉之间而可见者也痃者，痰流皮膜，依筋而居，初为痰核，久则成痃。癖者，僻也，内结于隐僻，外不可见也癖者，在少男，思想无穷，所求不得，使精欲出而不得出；在室女，天癸将至，或伤冷物，或着气恼，令血欲行而不得行，多成于少腹之旁，故不可见。按经之所论，但分五积，而不及六聚者，何也？盖积之与聚，动静虽殊，而脏腑之部位则同。故言积而聚在其中，非五积之外别有所为六聚也。后人凿空附会，园①积有五脏之分，遂以为聚有六腑之别，而七癥八瘕之说，亦由之而起焉，知将来不以为痃有九，癖有十乎？头绪多端，使人眩目纷心，非所以示后学者也。

---

① 园：同“原”。

昔东垣所立治积之方，只因五脏之积而立名，曰"肥气丸"、"息贲丸"、"伏梁丸"、"痞气丸"、"奔豚丸"，是得治积之要领，可为后世之法守。盖积聚不过一凝结之邪也，非攻不可，治法自是相同，其中或有应分各脏之治，或有应用化痰、消食、行气、导血之品者，亦惟随脏所主，随证加减，以为引经可耳。盖人之一身全赖气血以养，一有邪干，则气血不养其身，而反养其邪，是以补其气血则邪愈固，攻其邪则气血愈衰，治嘶①证者，亦戞戞②乎难矣，故李士材曰："积之始成也正气不足，而后邪气踞之，若不攻去之，邪气日盛，正气日衰，丧亡将及矣，然攻之太急，正气转伤，初、中、末之三法，不可不讲也。初者，病邪初起，正气尚强，邪气尚浅，则任受攻；中者，受病渐久，邪气较深，正气较弱，任受且攻且补；末者，病魔经久，邪气侵凌，正气消残，则任受补。"是法虽善，尚未尽美，盖斯证也，但当以人之壮衰施攻补，不可以邪之新久定强弱也，若气壮而邪浅者，专攻不必偏补，不可法当攻补兼行；若气壮而邪炽者，无俟于补，有待于攻，法当先攻而后补；若气衰而邪浅者，标可缓图，本当急固，法当先补而后攻；若气衰而邪炽者，一加攻伐，速之殒灭，法惟有补而无攻。书曰："治积治聚，一消一补"，故士材李氏又尝制阴阳二积之剂，曰："药品稍峻，用之有度，

---

① 嘶：同"斯"。

② 戞戞：困难貌。

198

补中数日，然后攻伐，不问其积去多少，又与补中，待其神壮，则复攻之，溇①攻屡补，以愈半为期。俟其积去过半，纯与甘温调养，此真妙法，第不可泥于补中耳，必须审其血虚者，宜肝而养；营气虚者，调胃而补中；阴虚者，壮水之主；阳虚者，益火之原。经曰："大积大聚，其可犯也，衰其半而已。"此之谓也。

附痞

痞者，升降不通之名，虚中之实也，经曰："邪之所凑，其气必虚。"留而不去，其痢则实。故治痞者，一消一补。

积聚门方

阴阳玫积②丸 治五积六聚，七癥八瘕，痃癖蛊血痰食，不问阴阳皆效。

吴茱萸炮 干姜炒 官桂去皮 川乌头炮各一两 黄连炒 半夏洗 橘红 茯苓 厚朴 槟榔 枳实炒 菖蒲忌铁 玄胡索炒 人参 沉香 琥珀另研 桔梗各八钱 巴豆霜另研五钱

俱为末，皂角六两煎汁，泛为丸，如绿豆大，每服八分，渐加至一钱五分，生姜汤送下。

肥气丸 治肝之积在左肋下。

柴胡二两 黄连七钱 厚朴五钱 炙甘草三钱 川椒四

---

① 溇：恐为"屡"之误。

② 玫积：当是"攻积"之误。

钱去闭口者炒　皂角去皮弦子煨　茯苓各一钱五分　广茂炮
昆布　人参各二钱五分　川乌头炮一钱二分　干姜　巴豆霜
各五分

除茯苓、皂角、巴豆，为细末，另研茯苓、皂角为
末，和匀方入巴豆霜，蜜丸如梧桐子大。初服二丸，一
日加一丸，二日加二丸，渐加至大便欲溏，再从两丸加
服。积去大半勿服。

息贲丸治肺之积在右肋下。

黄连炒一两三钱　人参二钱　厚朴姜炒八钱　茯苓另研
干姜炮　川椒炒去汗　紫苑去苗各一钱五分　桂枝　桔梗
京三棱炮　天门冬　川乌头炮　陈皮　白豆蔻各一钱　青
皮五分　巴豆霜四分

丸法、服法具同肥气丸。

伏梁丸治心之积起脐上。

黄连一两五钱　人参　厚朴姜制，各五钱　黄芩三钱
肉桂　茯神　丹参炒，各一钱　川乌头炮　红豆　干姜炮
菖蒲　巴豆霜各五分

丸法、服法俱同肥气丸。

痞气丸治脾之积在胃脘。

厚朴姜炒五钱　黄连八钱　吴茱萸三钱炮　黄芩　白术
各二钱　茵陈酒炒　砂仁　干姜各一钱五分　人参　茯苓另
研　泽泻各一钱　川乌头炮　川椒各五分　巴豆霜另研　肉
桂各四分

·丸法、服法同肥气丸。

贲豚丸治肾之积发于小腹，上至心下。

200

厚朴姜制七钱　黄连炒五钱　苦楝子酒煮三钱　茯苓另研　泽泻　菖蒲各一钱　玄胡索一钱五分　附子炮　全蝎　独活各一钱　川乌头炮　丁香各五分　巴豆霜四分　肉桂一分

丸法、服法同肥气丸。

三圣膏

石灰十两，筛过研极细末，炒红，用好醋熬成膏，入大黄末一两，官桂末五钱，搅匀瓦器封贮，纸摊烘暖贴患处。

倒仓法

以肥嫩黄牡牛肉三十斤，切成小片去筋膜，取长流水煮糜烂，以布滤去渣滓，取净汁再入锅内，漫火熬至琥珀色则成剂矣，令病者预先断肉食淡，前一日不食晚饭，设密室一间，明亮不通风处行之，置秽桶、瓦盆贮吐下之物，一磁瓶盛所出之溺。令病者入室，以汁饮一杯，少时又饮一杯，积数十杯，寒月则重汤荡之而饮，任其吐利。病在上者欲其吐多，病在下者欲其下，病在中及在上复在下者，欲其吐利俱多，全在活法而为之缓急多寡也。视所出之物，必尽病根乃止。吐利后必渴甚，不得与汤，以所出之溺饮之，非惟可以止渴，抑且可以荡涤余垢。行行倦息，觉饥先与稠米饮，次与稀粥，三日后方可与菜羹。调养半月或一月，自觉精神发、形体轻健，沉疴悉能去矣，自后须忌牛肉终身。丹溪云："受自西方之至人，凡人于中年后，行一二次，亦却疾养寿之一助也。"

伏翼屎即天鼠粪，又名夜明砂。

用水洗净，研细末，治积极良。

芫花

治蛲瘕为病，腹大，上肤黄粗，循之戚戚然。

蒜

治鸡蛋积，每服一升，三四服即愈。

香油

治蛇瘕为病，腰病牵心，发则气绝。又有食蛇肉致成瘕者，揣其心腹上有蛇形者便是，以芒硝、雄黄治之。

白马溺

治鳖瘕为病，腹内有圆块忽上忽下，忽有忽无，每作时腹痛几不知人者便是。桑木炭亦良。

酒积

轻者葛根、神曲、黄连、白豆蔻，甚者甘遂、牵牛。

气积

轻者木香、枳壳、厚朴、橘红，甚者枳实、牵牛。

血积

轻者干漆、桃仁、丹皮、归尾、赤芍药、红花，甚者大黄、虻虫、水蛭、穿山甲、花蕊石。

痰积

轻者半夏、瓜蒌，甚者滚痰丸。老痰，海石、瓦楞子。痰在皮里膜外，白芥子。

202

水积

轻者五苓散，甚者商陆、甘遂、芫花。

茶积

轻者姜黄、芝麻，甚者吴茱萸、椒、姜。

癖积

轻者三棱、蓬术，甚者巴豆霜、大黄。

谷积

轻者麦芽、谷芽、神曲、砂仁，甚者鸡内金即鸡肫内
皮。

肉积

轻者山楂、阿魏，甚者硇砂、硝石。

蛋积

白豆蔻、橘红、豆豉、姜蒜汁。

菜积

丁香、肉桂、麝香。

面积

萝卜籽，姜酒煎。

鱼鳖积

紫苏、陈皮、木香、姜汁。

狗肉积

杏仁、山楂、虎肚、虎骨。

虫积

雄黄、锡灰、槟榔、雷丸、芜荑、榧子、使君子。

疟积

鳖甲、草果。

喉 闭 门

　　盖喉闭之证，无不由于风火相搏，郁而成热，令气塞而不通，痰上而不下也。喉者，气之关隘，躯命之所关也，通则利，塞则害，急治则生，缓治则死。无问标本，当散其风火，破其结气，下其稠涎而已。更有结而成蛾者，恐非药石之可攻，以针刺之法行之可也。

喉闭门方

　　雄黄解毒丸治缠喉闭急，丹溪之妙方也。

　　雄黄一两　郁金一钱　巴豆十四粒去皮油

　　共为丸，每服五分，津液下。

　　是方也，雄黄能破结气、巴豆霜能下稠涎、郁金能散恶血，能此三者，闭其通矣。

　　稀涎散治双蛾、单蛾，一切喉闭。

　　猪牙皂角三钱去黑皮切　白矾一两　江子仁六粒，每粒分作两瓣

　　将白矾入锅内，用炭火化开，入皂角、江子，矾枯取起放纸上，伏地气，少时研极细末。每用三分，甚者五分，水送下，探吐。

　　甘桔防风汤治咽痛。

　　甘草五钱　桔梗　防风各三钱

　　火刺缠喉风法

用巴豆油涂纸上，捻成条子，以火点着，才烟起即吹灭之。令患人张口，带火刺于喉间，俄顷吐出紫血半合，即时气宽能言及啜粥饮矣。

针急喉闭方

于患人手大指外边，指甲后一韭菜叶许，针之出血，男左女右，危急者，两手俱针之，血出即效。盖喉者，肺之系，所针之处名少商穴，为肺之井穴，故出血而愈。

喉中用针出血法

凡患人喉中红赤，宜用针从旁针之，出血即愈。所以必欲旁针者避夫哑门穴，犯之令人失音故耳。

笔针法

藏针刀于笔头内，入喉中轻轻划破，溃出或血或脓即愈。

又方

鲭鱼胆汁滴入喉中，不论双蛾单蛾立愈。

消 渴 门

经曰："热中、消中，富贵人"，盖以消渴之病，责之肥甘炮炙，嗜酒耽辛之所致也，非富贵人何以得之？消渴者，无水之证也，然证有三焦之判，病有虚实之分，常变不同，治疗亦异，古称三消，曰"上消"、"中消"、"下消"也。上消者，病在上焦，《气厥论》曰：

"心移热于肺，传为膈消夫心火也，肺金也，金得火而燥，故令膈消"，燥者润之可也，宜丹溪消渴方，若饮一溲二者，死不治；中消者，病在中焦，善食而溲者，热也，经曰："瘅成为消中瘅者，热也，消中者，善食而溲也"，宜调胃承气汤，若老年及虚弱之人，则用文蛤散，不善食而溲者寒也，宜八味地黄汤；下消者，病在下焦，先有消渴善饮，而后小便如膏者，盖肾为胃关，关门不闭则水无底止，燥热渐深，水日竭矣，用六味汤主之，至若消渴咽干，面赤烦躁者，精血竭也，生地饮主之。消渴而饮冷水过多，以致心痛者，少火必衰，化水丹主之。消渴而口舌干，小便数，舌上纹赤者，津液竭也，黄连膏或生地膏主之。消渴而日夜尿八九升者，下焦热也，猪肾荠苨汤主之。消渴而小便数，腰疼痛，肾虚也，肾沥散主之。消中之后，两腿渐细，腰脚无力者，胃热入肾，消烁真阴也，白茯苓丸主之。消渴愈后，余热未清，宜预防痈疽，忍冬丸主之。消渴而口干烦热，背生痈疽者，蓝叶散主之。消渴后遍身浮肿，心膈不利者，紫苏汤主之。饮酒过多，肌削嗜冷者，此热积于内而津液耗也，乌梅木瓜汤主之。消渴而有虫者，湿热致也，杀虫之品随证用之。又有渴而未消者，其人多渴喜饮，不若消渴之求饮无厌，此为心肾不交，水不足以济火，故令亡液口干，盖阴无阳而不升，阳无阴而不降，水下火上，不相既济耳，用八味汤主之，阳可降而阴自升，明者自知之也。

消渴门方

丹溪消渴方治上消。

黄连末　瓜蒌根末　人乳　藕汁　生地汁

和之，每服五钱。

金匮文蛤散治渴欲饮水不止者。

文蛤五两杵为散，以沸汤五合和，服方寸匙。

调胃承气汤治中消善食而溲。

大黄四钱　芒硝五钱　甘草二钱

生地黄饮子治消渴咽干，面赤烦躁。

人参　生地黄　熟地黄　黄芪蜜炙　天门冬　泽泻
麦门冬　枳壳麸炒　石斛　枇杷叶　甘草炙各等分

剉散，每服三钱，水一盏，煎六分，去滓，食远临
卧顿服。

洁古化水丹治手足少阴渴，饮水不止，或心痛者，《本事方》
治饮冷水多。

川乌脐大者四枚泡去皮　甘草炙一两　牡蛎生三两　蛤粉
用厚者炮四两

为细末，醋浸，蒸饼为丸，每服十五丸，新汲水
下，心痛者，醋汤下，立愈。饮水一石者，一服愈。

黄连膏治口舌干，小便数，舌上赤脉，生津液，除干燥，长肌
肉。

黄连一斤研为末　牛乳汁　白莲藕汁　生地黄汁各一斤

将汁熬膏，拌黄连末为丸，如小豆大。每服二十
丸，少呷汤下，日进十服。

生地黄膏治同前。

生地黄四两　冬蜜一两　人参五钱　白茯苓八钱

先将地黄洗，捣烂，以新汲水调开，同蜜煎至一半，入参、苓末拌合，以磁器密收，匙挑服。

猪肾荠苨汤治消中，日夜尿八九升者。

猪肾二具　大豆一升　荠苨　石膏各三两　人参　茯苓一作茯神　知母　葛根　磁石绵裹　黄芩　瓜蒌根　甘草各二两

㕮咀，用水一斗五升，先煮猪肾、大豆，取一斗去滓，下药，煮取三升，分作三服。渴急饮之，下焦热者夜辄服一剂，渴止勿服。

肾沥散治消肾，肾气虚损发渴，小便数，腰疼痛。

鸡䏶胵①微炙　远志去心　人参　桑螵蛸微炒　黄芪　泽泻　桂心　熟地黄　白茯苓　龙骨　当归各一两　麦门冬去心　川芎各二两　五味子　炙甘草　玄参各五钱　磁石五钱研碎，淘去赤汁

剉碎，每服用羊肾一对，切去脂膜，先以水一盏半煮肾至一盏，去水上浮脂及肾，次入药五钱、生姜半分煎至五分，去滓空心服，晚食前再服。

白茯苓丸治肾消，因消中之后，胃热入肾，消烁肾脂，令肾枯燥，遂致此疾，两腿渐细，腰脚无力。

白茯苓　覆盆子　黄连　瓜蒌根　熟地黄　草薢　人参　玄参各一两　石斛　蛇床子各七钱半　鸡䏶胵三十具

---

① 鸡䏶胵：即鸡内金。

微炒

　　为细末，炼蜜和捣三五百杵，如梧桐子大，每服三十丸，食前煎磁石汤送下。

　　忍冬丸治渴疾愈，须预防发痈疽。

　　忍冬草根、茎、花、叶皆可用之

　　用米曲酒于瓶内浸糠，火煨一宿，取出晒干，入甘草少许为末，即以所浸酒煮糊为丸，如桐子大，每服五十丸至百丸，酒饮任下或于四月间采鲜花十数斤，揉取其汁，煎成膏子，酒汤任用，热服。

　　蓝叶散治渴利，口干，烦热，背生痈疽，赤焮疼痛。

　　蓝叶　升麻　玄参　麦门冬　黄芪　赤芍药　葛根　沉香　犀牛屑　甘草生用各一两　大黄二两微炒

　　每服四钱，水一盏，煎至六分，去滓，不拘时，温服。

　　紫苏汤治消渴后遍身浮肿，心膈不利。

　　紫苏茎叶　桑白皮　赤茯苓各一两　羚羊角镑　槟榔各七钱五分　郁李仁去皮炒二两　桂心　枳壳麸炒　独活　木香各五钱

　　每服四钱，水一盏半，生姜半分，煎八分，温服。

　　乌梅木瓜汤治饮食多，发积为酷热，裹蒸五脏，津液枯燥，血泣，小便并多，肌削，嗜冷物、寒浆。

　　木瓜干　乌梅搥碎不去仁　麦蘗①炒　甘草　草果去皮，各五钱

---

　　①　蘗：嫩芽也。

209

每服四钱，水一盏半，姜五片，煎七分，不拘时服。

杀虫方治消渴有虫。

苦楝根取新白皮一握，切，焙入麝香少许，水二碗，煎一碗，空心饮之，虽困顿不妨。自后下虫三四条，类蛔虫而色红，其渴顿止，乃知消渴一证有虫耗其精液。

朽木汤治消渴。

取朽木方寸者三十枚

煎汤饮之，得水土中者良朽木年深而质腐，腐者，水之气，腐足以胜焦，水足以制火。

葛花　葛根

饮酒消渴，宜主葛花、葛根，以其善解酒毒故耳。

淡豆豉

喜食肥甘焦炙，令人消渴者，此物宜用。盖以豆豉由于盦造，味苦而气腐，苦能胜热，腐能胜焦故耳。

乌梅

前有梅林，闻者生液，故胃干暴渴者宜用之，所谓酸能致液也。

香薷

夏月消渴者，多是暑邪入于心包络，宜以香薷君之。

北梨　甘蔗

富贵之人，饮酒必多置酢酱海味，酒能灼人真阴，咸能丧人真液，每每病致消渴，然酒以酿而浓，以水而淡，咸以燥而坚，以湿而化。故食北梨、甘蔗可以解酒，亦可以解咸，冬月宜煮而啖之。

人参

凡汗、吐、下后渴者，皆胃液不足，宜以人参补之，盖气能蒸溽故耳。

痎疟门 痎疟者，老疟也

《内经》论疟最详而治疟无方，惟以刺之一法传示后人，是见治疟之难也。仓公云："非神仙不可以论疟，即神仙不能以愈疟。"自仲景张氏出，始独责之少阳一经，以小柴胡汤与青皮饮主治，可谓深得《内经》之旨矣。夫疟之始生，皆在夏月，伤于风、寒、暑、湿四气而得之也风与暑，阳邪也，寒与湿，阴邪也，风者，阳中之凉气也，暑者，热中之寒邪也，由是四者皆属于寒。盖当盛夏之际，汗出淋漓，腠理俱开，或因贪凉而邪入，或因浴后而水停，四气居于皮肤之内、肠胃之外，使营卫不交，阴阳间隔皮肤之内、肠胃之外，乃营气、卫气之所舍也，故四气居之，则营卫不交而阴阳间隔也，阳欲外出而阴拒之，阴欲内入而阳拒之，所以寒热往来也。先伤于寒而后伤于风，则先寒而后热；先伤于风而后伤于寒，则先热而后寒；阴气绝而阳气独发，则有热而无寒；阳气绝而阴气独发，则有寒而无热。又有寒热交集者，乃阴阳相薄，邪正分争。并于表则阳实而阴虚，阴虚生内热，阳实生外热，中外皆热，故必烦渴而身热，恶热莫任也；并于里则阴实而阳虚，阳虚生外寒，阴实生内寒，中外皆寒，故必

211

鼓颔而战栗，恶寒莫任也；邪正分争，并之未尽，则寒热交集、鼓颔战栗、烦渴身热并至矣。若夫浅者病在三阳，邪气随卫气以为出入，而一日一作；深者病在三阴，邪气不与卫气并出，而间日一作；至于甚者，病合三阴三阳，邪气客于风府，循膂项骨三节而下，至于骶骨，循环于缺盆在咽喉下，邪气与卫气有时相失而不相得，乃三四日而一作。其一日一作者，为阳；间日或间二日一作者，为阴。昼发者为阳，夜发者为阴。一日一作者，其邪轻；间一二日一作者，其邪重。发愈早者，其病易愈；发愈晏①者，其疾难瘳也。析言其证，先寒后热者，名曰"寒疟"，用小柴胡汤加青皮；先热后寒者，名曰"温疟"，用小柴胡汤加肉桂；有热无寒者，名曰"瘅疟"暑也，非清暑之剂不能解其热；但寒无热者，名曰"牝疟"，非纯阳之剂不能散其寒；恶寒自汗，烦躁头痛者，名曰"风疟"，细辛、白芷须加；饥而不食，食则胀满者呕吐腹满，名曰"食疟"，神曲、砂仁必用；发时迷闷，甚则狂妄，或不能言者，名曰"瘴疟"，用小柴胡汤加大黄、木香；身重呕胀者，名曰"湿疟"，用胃苓汤加羌活、苏叶；经年不瘳，前后复发者，名曰"劳疟"，用小柴胡汤去半夏加瓜蒌根；目痛鼻干，渴而喜冷，自汗不眠者，名曰"热疟"，用白芷、知母、石膏之属；邪伏厥阴，肋下有块，发时有寒无热，则为

---

① 晏：晚意，《墨子·尚贤中》："蚤朝晏退。"

"疟母"，用六君子汤加肉桂、木香；如疟愈而疟母不除，及至老年，必然复发，用蜀漆散牝疟、疟母俱系有寒无热，但无块者为牝疟，有块者为疟母，盖疟母乃久疟而成者也，仲景曰："顽痰乃至阴所化，癥瘕为凝结之阴"，故患疟母者，有寒而无热也；世俗又有"鬼疟"之名，此为时行疫气，老幼相同，投以平胃散无有不截者。今新定治疟一方，名曰"锦屏合璧汤"，取阴阳和合之义也，除瘴疟、牝疟、劳疟、疟母之外，服之具可应手取效。要而言之，治疟之道，须察其邪之浅深、证之阴阳，令其自脏而腑，散而越之，邪去则安。古法有汗欲其无汗，养正为先；无汗欲其有汗，散邪为急。多热者，凉药为君；多寒者，温药为主。逾月不解者，营卫两伤也，宜补；一日二作者，邪并于虚也，宜补；膈间痰壅，邪在上焦也，宜吐鹤皋曰"无痰不作疟"；腹中鞕实，邪入阳明也，宜下。夜静昼作者，邪在阳也，在阳则卫必弱，宜益气而截；昼静夜作者，邪在阴也，在阴则营必虚，宜养血而提仲景曰"疟发于夜者，入阴分、血分也，宜四物汤加知母、红花、升麻、柴胡"，提出阳分方可截之，然此又为初发于昼，而渐入于夜者言之，若初发即在于夜者，则不必提，只以常疟治之可也。久疟不愈，其气必虚，法宜补中益气；久疟连热，肾水将竭，理当益水滋阴。总之脉实证实者，攻邪以治标；脉虚证虚者，补正以治本。此不特治疟之要诀，实司命之总纲也。

痎疟门方

香薷汤治瘴疟。

香薷二两　白扁豆　厚朴制　茯神各一两　甘草炙五钱

蜀漆散此仲景治牝疟之方也，病原顽痰、癥瘕者，吴鹤皋曰"牝，阴也，无阳之名，顽痰乃至阴所化，癥瘕乃凝结之阴，故令人有寒无热"。

蜀漆烧去腥　云母烧二日夜　龙骨煅，各等分

为末，于未发之先，浆水服下五分。

七枣汤治有寒无热，太仆王冰曰："益火之源，以消阴翳"，故用此方以治牝疟。

附子一枚盐水煮去皮脐　大枣七枚

为丸，每服三钱，甚者五钱。

三解汤治时行之疟，长幼相似者神良。

麻黄去节根　柴胡去芦　泽泻各三钱

清脾饮治脉来弦数，或但热不寒，或热多寒少，口苦咽干，小便赤涩。

青皮炒　厚朴　白术炒黄　黄芩　草果各八分　柴胡　茯苓　半夏各一钱五分　甘草五分　生姜五片

二术汤诸疟必用。

白术炒焦　苍术炒　柴胡　陈皮各七分　甘草五分　干葛六分　生姜五片

一日一作及午前发，邪在阳分，加枯芩、茯苓、半夏，热甚口渴加石膏、知母、麦冬。

间日或三四日发，或午后发及夜发者，邪在阴分，加四物汤、酒炒黄芪、红花，提起阳分，方可截之。

脉虚神倦加人参、黄芪。

伤食者加神曲、麦冬、山楂、黄连。

痰多加生姜、半夏。

要截加槟榔、常山、乌梅。

常山饮治疟痰在胸，用此吐之，忌鸡肉一百二十日。

常山一两酒炒

水二盅，煎一盅，空心服若酒浸一宿，炒透熟即不吐。

露姜饮治痰寒疟。

生姜四两连皮捣汁一碗，露一宿，空心服。

交加双解饮子治瘴疟神效。

肉豆蔻二大枚　草豆蔻二枚　厚朴五钱　甘草四钱　生姜五钱

水煎，空心服五药俱一半生一半熟。

祛疟饮三发后可用，因其衰而灭之，立效。

知母去毛酒炒五钱　贝母去心九分　陈皮去白　山楂肉枳实各一钱五分　柴胡七分去芦　槟榔八分　紫苏一钱　甘草去皮炙三分

水二盅，煎一盅，渣用水二盅煎八分，俱露一宿，临发日五更服头煎，未发前一时服二煎。

独蒜十二枚煨熟　桃仁一百粒炒

捣烂入黄丹，丸如绿豆大，每服九丸，临发日五更面东酒送。

桃仁一味。

研烂，不犯水，加黄丹为丸，五月五日合。

常山二钱酒浸一宿炒透熟　乌梅肉四枚

研烂为丸，此截疟必效之方。世俗畏常山发吐，不知其有神功，但炒透即不吐矣。

生鳖甲要不见汤煮者。

醋炙黄为末，乌梅肉为丸，每服三钱。

疟母治之失宜，营卫亏损，邪伏肝经，肋下有块，此症当以补虚为主，每见急于攻块者，多致不救。

六君子汤加木香、肉桂、蓬术、鳖甲炙。

新定锦屏合苍汤

柴胡二钱　防风八分　半夏二钱　甘草生用五分　青皮一钱　白芥子三钱　苍术一钱米泔制　神曲三钱炒　白豆蔻七粒去谷研　槟榔八分　黄芩一钱二分　生姜二片

痢　疾 经名肠澼，古称滞下

痢乃热淫所致，肠胃气血之病也。昔多昧此，竟有以赤为热，白为寒者，投治杂乱，冤沉幽冥者多矣。及守真刘氏出，始定为热伤于气则成白，热伤于血则成赤，热伤大肠则大肠燥结而里急后重，以启后学之愚蒙。丹溪云："凡痢有热而无寒，服寒凉则百无一死，服温热则百无一生"，此知要之言，不可易者。其有使白得热药而愈者，此非痢疾也，乃寒积耳，必发于隆冬之日与春初之际，服姜茶饮生姜三钱，茶叶三钱，未有不愈者。若夫痢则有热而无寒者也，但当以气血分赤白，不得以赤白定寒热也。河间云："行血则便脓自愈，行气则后重自除"，东垣云："初痢宜下，久痢宜塞"，此皆常法，故因于气者，行其气；因于血者，和其血。初痢

216

而实者，必有热，可以通因通用；久痢而虚者，热化为寒，可以塞因塞用。初痢而身热无汗者，病合太阳也，先汗而后下；初痢而寒热往来者，病合少阳也，先和解而后下。即如久痢，亦必审其虚实，察其寒热，然后可以塞因塞用，如医者不察，概以久痢宜塞之法施于余热未净之人，必休息不止或变生他证，伊谁之咎乎？凡病痢，胀满恶食，急痛惧按者，实也；喜按者，虚也。烦渴引饮，喜冷畏热者，热也；喜热畏寒者，寒也。小便短少，黄赤而热者，热及膀胱也；不热者，液以阴亡也。虚坐肛燥而不得大便者，血虚也，四物汤；虚生脱肛或失气，而不得大便者，气虚也，补中益气汤。里急而不得大便者，热也，重则承气汤，轻则芍药汤；里急而频见污衣者，虚也，补中益气汤去当归，加肉果。后重而至圊稍减，未几复甚者，实也，芍药汤；后重而圊后不减者，虚也，补中益气汤；后重而圊后更剧者，虚甚也，真人养脏汤。下痢黑色有二种：焦黑者，为热极反兼胜已之化也，芍药汤；黑如漆之光者，瘀血也，桃仁承气汤。由是观之，初痢固无补法，即久痢亦当审其虚实、察其寒热，若虚寒者，固可塞而补；实热者，岂可塞而补乎？今新定济坤汤，乃治痢之要方也，凡痢疾初起，可以通因通用者，固不待言，即久痢有热，未可塞而补者，具宜服此，效如影响。若以宜补之证言之，脉来微弱者，可补；形色虚薄者，可补；病后而痢者，可补；因攻而剧者，可补。其又有至要者，在脾肾两脏，如先泻而后痢者，脾传肾，为贼邪，难疗；先痢而后泻者，肾传脾，为微邪，易医克我者为贼邪，我克者为微邪。是知在脾者，病浅；在肾者，病深也，盖肾为胃关，开窍于二阴，未有久痢而肾不损者，故治痢不知补肾，非其治也。推而言之，胃为中州，气之要道，未有久痢而气不残者，故治痢不知补气，非其治也。热邪久踞，营必受伤，未有久痢而血不枯者，故治痢不知补血，非其治也。凉药过投，元阳必耗，未有久痢而火不衰者，故治痢不知温补命门，非其治也。补虽四法，然其中或宜专主、或宜兼行，须当随证而施治，慎毋胶柱而鼓瑟也。

噤口痢

丹溪云："噤口痢，须用人参、黄连浓煎，加姜汁，细细呷之，如吐再呷，但得一呷下咽便开。"

休息痢

屡止屡发，久不愈者，名曰"休息痢"。多因兜涩太早，积热未清，以香连丸加参、苓、枳、术以清之。虚滑甚者，以椿皮、人参各一两、煨木香二钱、粳米三钱煎，渴饮之。

蛲虫痢

蛲虫之形极细，九虫之一也，胃弱肠虚，则蛲虫乘之，或痒或从谷道中溢出。内服桃仁、红花、槐子、芜荑、百部等药，外用雄黄锐散。

死候

下纯血者死，如屋漏水者死，大孔如竹筒者死，唇若涂朱者死，发热不休者死，色如鱼脑或如猪肝色者难治。脉细，皮寒，气少，泄利前后，饮食不入，是谓五虚死不治，惟急用大剂参、附，百可救一。脉洪大滑促者不治。

仲景云："脉沉弦者重，脉大者为未止，微弱者为欲自止，虽发热，不死。"

痢疾门方

大黄汤治脓血稠黏，里急后重。

锦纹大黄一两　好酒二盅

浸半日，煎至半盅，去渣，分二次服。

芍药汤经曰"溲而便脓血，知气行而血止也"，河间云"行血则便脓自愈，调气则后重自除"。

芍药一钱五分　当归　黄连　黄芩各八分　大黄一钱
肉桂五分　甘草炙　槟榔各四分　木香五分

水煎服，痢不减，渐加大黄。

苍术地榆汤治脾经受湿，下血痢。

苍术六钱　地榆二钱

水煎服。

郁金散治热毒痢，下血不止。

真郁金　槐花炒，各五钱　甘草炙二钱五分

俱为细末，每服二钱，食前豆豉汤下。

香连丸治赤白相杂，里急后重。

黄连二十两，用吴茱萸十两水拌同炒，令赤色，去茱萸　木香四两八钱八分

俱为细末，醋糊为丸，如梧桐子大。每服三钱，空

219

心米汤送下。噤口痢加石莲肉八两，木莲肉不可用。

生生汤丹溪以之治噤口痢。

人参　黄连等分

浓煎，加姜汁少许，细细呷之，如吐再呷，但得一呷下咽便开。

仓廪汤治噤口痢，乃热毒冲心。

人参　茯苓　甘草炙　前胡　川芎　羌活　独活桔梗　柴胡　枳壳　陈仓米各八分　生姜三片

诃梨勒丸治休息痢。

樗白皮二两　诃子去核五钱　母丁香三十粒

为末，糊丸如梧桐子大。每服三钱，陈米汤下，入醋少许，日三服。

瓜蒌散治五色痢久不愈。

瓜蒌一个黄色者，炭火煨存性，盖地上一宿

研末，作一服，温酒调下。

真人养脏汤治虚寒痢久而不愈。

人参　白术炒　当归各六分　甘草炙　肉桂各八分　白芍药　木香各一钱六分　肉果五分面裹煨　粟壳蜜炙三钱六分诃子肉一两二钱

水煎，食前服。

清六丸治血痢，能和六腑之血。

滑石六两　甘草一两　红曲五钱

温六丸治白痢。

滑石六两　甘草一两　干姜五钱

佐以所利，姜汁为丸。

新定济坤汤

黄连一钱　大黄生用二钱　神曲二钱　金银花五钱　槟榔八分　木香六分　当归八钱　枳实八分　橘红五分　生甘草五分　麻仁二钱　姜皮二片

泄 泻 门

泄泻者，风寒湿热四气之所致，而所重则在于湿，盖四气贼脾，令脾土虚而不能四布津液，水谷常留于胃而湿生，经曰"湿成则濡泻也"风入于肝，肝木受伤，则传于所胜，寒入于肾，肾水受伤，则水上泛而凌心火，火不能生土，热入于心，心火受伤，则母虚而子虚，湿则脾脏自受其伤，故四气皆足以贼脾也。湿而泻者，腹不痛，痛者非由于食积，即由于中气虚而内生寒，泻而痛减者为食积，泻而痛不减者为虚寒也泻责之脾虚，土不足以防水，痛责之肝实，土败而木贼之也。泻而水谷变色者，为热；水谷不变色而澄彻清冷，或大便色白者，为寒。若肛门燥涩，水便①黄赤，而水谷不变色者，又为热，此由于火性急逮，食下即出，不及变化，仲景所谓"邪热不杀谷"是也。泻而头痛者，盖因阳陷于下而成飧泄，湿犯于上而令头痛也，湿既除，而头痛自愈矣。泻而痞闷者，中气不足，不能升降清浊故也，中气足而痞闷自解矣。洞泄而水液去多，甚

---

①　水便：恐为"小便"之误。

而转筋者，伤血也，宜升阳除湿汤。食方入口而即下，名曰直肠泄，极为难治，宜大断下丸。腹痛泻水肠鸣，痛一泻一者，谓之协热自利，火也，黄芩芍药汤主之。肾主二便，开窍于二阴，受时于子亥，肾脏虚寒，则不能禁固二便，子亥时泻，名曰肾泄，凡肾泄，受温补者可治，宜五味子散。溲而便脓血，小腹痛，名曰小肠泄，宜用承气汤。里急后重，数至圊而不能便，茎中痛，名曰大瘕泄，亦用承气汤。

　　总之泄泻多端，而治法不外乎十。一曰淡渗，使湿从小便而去，经曰"治湿不利小便，非其治也"，又曰"在下者，引而竭之"是之，宜四苓散。一曰升提，胃气下陷而泄泻，鼓舞胃气上腾，则注下自止，所谓"下者举之"是也，宜补中益气汤及羌、葛之属。一曰清凉，暴注下迫，皆属于热，苦寒诸剂用涤燔蒸，所谓"热者清之"是也，宜用芩①、连之属。一曰疏利，痰凝气滞，食积水停，皆令人泻，随证祛逐，勿使稽留，经云"实者泻之"，又曰"通因通用"是也，宜小承气汤。一曰甘缓，泻利不已，急而下趋，甘为土味，善禁急速，所谓"急者缓之"是也，宜甘桔汤。一曰酸收，泻久则气散，无能统摄，泻何由止？酸之一味，能助收肃之权，经曰"散者收之"是也，宜芍药、五味子之属。一曰燥脾，泻成于土湿，湿本于脾虚，仲景曰"土旺则

---

　　① 芩：恐为"芩"之误。

泄泻自止"，经曰"虚者补之"是也，宜四君子汤。一曰平肝，痛泻不瘥，至败木贼，仇木不损，卑土难安，所谓"土欲实，木当平之"是也，宜刘草窗痛泻方。一曰温补命门，肾虽属水，真阳寓焉，主司二便，封藏之本，少火一衰，何以运行三焦、熟腐五谷乎？故积虚者，必挟寒，脾虚者，必补母，经曰"寒者温之"是也，理中汤或附子理中汤。一曰固涩，泻久肠滑，温补无益，须用涩剂，所谓"滑者涩之"是也，宜地榆、龙骨、赤石脂之属。

此外又有交肠证。交肠者，大小二便易位而出，若交易然，盖由幽门湿而清浊不分之所致也。古人用五苓散治之，专为通前阴而设，盖前阴通，则后阴不治而自愈矣。若二便俱从前阴而出，时时泣下者_{脏燥者多泣}，则非交肠，盖因忧思结而伤脾，脾统血者也，脾伤则不能统摄，久则血枯于内，血尽则气乱，气乱则水谷舍故趋新，舍宽趋隘，后阴闭而错出下行，是当用归脾汤，以大补气血可耳。

脱肛者，久泻则伤气，下多则亡阴，能令人脱肛。然又有寒热之分焉，热脱则努力而肛门涩，寒脱则洞泄而肛门不涩也。

死候

泄泻脉洪大者逆。下利十数行，脉反实者死。腹鸣而满，四肢青，十五日死。腹大胀，四末青，形脱泄甚，不及一时死。下则泄泻，上则吐痰，皆不已，为上下俱脱，死。

泄泻门方

胃苓汤治暑湿停饮，泄泻小便不利。

苍术制一钱五分　厚朴　陈皮各一钱　甘草五分　白术八分　茯苓一钱二分　泽泻一钱　肉桂三分　猪苓一钱　生姜三片　大枣二枚

六一散加红曲名"青六丸"，加姜末名"温六丸"。

滑石水飞六两　甘草末一两

新汲水调服。

戊①己丸治热泻，粪色黄褐，肛门敛涩。

黄连酒炒四两　白芍药三两　吴茱萸泡炒二两

为末，神曲和丸，如梧桐子大。每服二钱，米饮下。

升阳除湿汤治受风飧泄，及虚弱不思食，小便黄赤，四肢困倦，头痛。

苍术一钱　柴胡　羌活　防风　神曲　泽泻　猪苓各六分　陈皮　麦芽　炙甘草各三分　升麻五分　生姜三片

浆水散治暴泻如水，一身尽冷汗出，脉弱，澄彻清冷，气少不能言，甚者呕吐，此为急病。

半夏姜制二两　良姜二钱五分　干姜炮　肉桂　炙甘草附子各五钱

俱为细末，每服四钱，水二盅，煎一盅服。

连理汤即理中汤加黄连、茯苓。

------

① 戊：当为"戊"之误。

224

人参　白术各一钱五分　干姜炒二钱　甘草炙五分　茯苓一钱五分　黄连炒一钱

水煎，食远服。

茱萸断下丸治脏腑虚寒，腹内痛泻大效。

吴茱萸炒二两　赤石脂煅　干姜各一两五钱　川附子制　艾叶炒　砂仁　肉豆蔻各一两

为末，面糊为丸，每服三钱，米饮下。

固肠丸此丸性燥滞气，未尽者勿服。

樗皮四两醋炙　滑石二两水飞

为末，粥丸。

四神丸治脾肾虚寒，大便石实，饮食不思。

肉果二两面裹煨　补骨脂四两　五味子二两　吴茱萸一两酒浸炒，俱为末　生姜八两　红枣一百枚煮熟去皮取枣肉

和丸如梧桐子大，每服四钱，空心米饮下。

枳术丸消食止泻。

枳实去瓤麸炒一两　白术二两

为末，荷叶裹烧饭为丸，如梧桐子大。每服三钱，白汤下。

加木香一两　砂仁一两，名香砂枳术丸。

保母散治久泻不止神效。

松花要陈者炒　干荷叶焙各四两　粟壳二两炒

每服四钱，糯米饮下。虚者加参末二两。

白术茯苓汤治脾胃虚弱。

白术　白茯苓各七钱五分

诃梨勒散治胃肠虚寒，滑泻腹痢。

诃子仁　肉豆蔻_{面煨}　青皮_{炒，各四两}　附子_{一两}　肉桂_{五钱}

为末，每服四钱，米饮下。

刘草窗痛泻要方_{治痛泻不止。}

白术_{三两}　芍药_{二两}　防风_{一两炒}　陈皮_{一两五钱}

五味子散_{治肾虚，子后泄泻。}

五味子_{二两炒香}　吴茱萸_{五钱酒浸炒}

为末每服二钱米饮下。

椒附丸_{治肾虚滑泻。}

椒红_炒　桑螵蛸_炙　龙骨_{火煅存性}　山茱萸_炒　附子_炮鹿茸_{酒蒸焙，各等分}

为末，粥为丸。每服四钱。

二神丸_{治脾肾泄泻。}

破故子_{炒四两}　肉豆蔻_{面煨二两}

枣肉煮熟去皮为丸。

青州白丸子_{治痰积滑泄不止。}

半夏_{七两}　天南星_制　白附子_{各三两}　川乌头_{去皮脐五}钱

俱为末，水中浸数日，为丸，每服三钱。

木香豆蔻丸_{治肝强脾弱泄泻。}

青木香_煨　肉豆蔻_{各等分}

枣肉为丸，如桐子大。每下二十丸。

黄牛肉_{治脾虚百药不效者。}

用好黄牛肉，加茴香、花椒煮烂熟，日食一二斤，病愈终身不可食牛肉。

大便秘结门 附脾约

大便秘结，专责之于少阴肾。证状虽殊，总之津液枯干一言以蔽之也。分而言之，则有胃实、胃虚、热秘、冷秘、气秘、风秘、水竭、血枯之殊。胃实而秘者，善饮食，小便赤，麻仁丸；胃虚而秘者，不能饮食，小便清利，厚朴汤；热秘者，面赤身热，六脉数实，肠胃胀闷，时欲得冷，或口舌生疮，润肠丸、承气汤；冷秘者，面白或黑，六脉沉迟，小便清白，喜热恶冷，藿香正气散加官桂、枳壳，吞半硫丸，不效佐以木香槟榔丸；气秘者，气不升降，谷气不行，其人多噫，苏子降气汤加枳壳，吞养正丸；风秘者，风搏肺脏，传于大肠，或诸节痛疼，或四肢不仁，小续命汤去附子，倍芍药，加竹沥，吞润肠丸，或吞活血润肠丸。更有老年津液枯干，妇人产后亡血，及发汗利小便病后，气血未复，皆能秘结，此水竭血枯之秘也，法当补养气血，使津液生则自通，宜八珍汤加苏子、橘红、杏仁肉、苁蓉，倍用当归，误用硝、黄利药者，多致不救，而巴豆、牵牛为害更速。若病证虽属阴寒，而脉实微躁，宜温暖药中略加苦寒，以去热躁，躁止勿加。如阴躁欲坐井中，两尺按之必虚，或沉细而迟，口渴不欲饮冷，指甲青紫，但煎理中汤，极冷方服。或服药不应，不敢用峻猛之药者，宜蜜煎导之，用盐五分、皂角末五分入蜜煎中，其功更捷。盖大肠得血则润，亡血则燥，燥则秘矣，初秘动血，久秘血瘀，瘀则升降不通。凡治之者，从容养血清燥为上手，急遽攻下通肠为下手。秘，其燥者濡之，逸者行之，留者攻之，抑者散之，着者滑之，寒者温之，热者清之，虚者补之。秘结之治，尽于此矣。

脾约

仲景曰："跌阳脉浮而涩，浮则胃气强，涩则小便数，浮涩相搏，大便为难，其脾为约。"喻嘉言曰："约者，省约也，脾气过强，将三五日胃中所受之谷，省约为一二弹丸而出，全是脾土过燥，致令肠胃中之津液日渐枯槁，所以大便为难也，宜用麻仁丸润之。"

大便秘结门方

麻仁丸

厚朴去皮姜汁浸炒　白芍药　枳实各八两　大黄一斤蒸焙　麻仁五两另研　杏仁炒五两五钱

为末，炼蜜和丸，如梧桐子大。每服二十丸，临卧服，温水下。

厚朴汤治胃虚秘结。

厚朴　陈皮　甘草各三两　白术五两　半夏面　枳实炒各二两

俱为粗末，每服五钱，姜三片、枣二枚，食前大温服。

228

四顺清凉饮治血燥内热秘结。

大黄蒸　甘草炙　当归　白芍药各一钱　薄荷叶十斤

润肠丸治风结血秘，胃中伏火。

羌活　当归尾　大黄煨各五钱　麻仁　桃仁各一两

为末，除麻仁、桃仁另研如泥外，为细末，炼蜜为丸，如梧桐子大。每服五十丸，空心白汤下。

木香槟榔丸疏导三焦，消气化痰，消食宽中。

木香　槟榔　枳壳　杏仁炒　青皮去瓤，各一两　半夏面　皂角酥炙　郁李仁各三钱

为末，别以皂角四两，用浆水一碗搓揉，熬膏，更入熟蜜少许，和丸如梧子大。每服五十丸，食后姜汤下。

苏子降气汤治气滞妨闷，痰盛气秘。

苏子　半夏制，各一钱　前胡　甘草炙　厚朴制　陈皮各一钱　当归一钱五分　沉香七分　生姜三片

虚人加肉桂五分、黄芪一钱。

半硫丸治老人虚人冷闭。

熟半夏　硫黄俱研极细末

用柳木槌子捣过，以生姜自然汁同熬，入干蒸饼末，搅匀入柏内杵数百下，丸如梧桐子大。每服十五丸至二十丸，温酒或姜汤下，妇人醋汤下，俱空心服。

橘杏汤治脉浮气闭。

杏仁炒黄五钱，若脉沉，为血门，以桃仁代杏仁，　橘红三钱五分　姜三片

小续命汤去附子倍芍药加竹沥，吞润肠丸。

麻黄去节　白芍药炒倍用　甘草炙　杏仁炒　川芎
防己　桂枝虚人用官桂　人参　黄芩各一两　防风一两五钱
竹沥一两

每服五钱，加生姜三片。

大补丸治大便燥结，睡中口渴。

黄柏炒褐色

为末作丸，每服二钱。

玄明粉散治血热便秘。

玄明粉三钱　当归尾五钱

煎服此攻下之剂，宜量虚实而用之。

通幽汤结燥腹痛。

生地黄三钱　熟地黄四钱　大黄制一钱加至三钱　当归
尾五钱　桃仁十粒炒研如泥　红花五分　升麻三分

小便闭癃门

李士材曰："闭与癃，二证也，新病为溺闭，盖滴
点难通也；久病为溺癃，屡出短少也。"夫膀胱为州都
之官，津液藏焉，气化则能出矣，气化之道，在于升其
阳而降其阴，宜用倒换散。主气化者，太阴肺经也，如
喉痛而咳，是肺燥而气化不及州都也，宜清金润肺，用
车前、紫菀、麦冬、茯苓、桑皮之类。大便溏泄，或泄
利是水液，只渗大肠，小腑因而燥竭也，宜燥脾健胃，
用苍术、白术、赤茯苓、半夏之类。如骨蒸夜热盗汗，

腰膝疼，是肾水燥热，熬煎膀胱也，东垣所谓"肾水竭则火独治，能阖而不能开"，法宜滋肾涤热，用六味汤加黄柏、知母、通草之类。如气喘而逆者，顺气为急，用枳壳、木通、橘红之类。面赤口干，舌疮屎结者，实热也，仲景曰"邪气热之则便涩，邪气实之则不出"，非与以纯阴之剂则阳无以生，用滋肾丸，上焦热者，加栀子、黄芩，中焦热者，加黄连、芍药，下焦热者，加黄柏、知母之类。足寒手冷，阳痿精寒，虚寒也，非予以温补之剂，则水不能行，用金匮肾气丸及补中益气汤。凡少腹急，小便有可行之势，而卒不通者，热秘之也，北利汤，其要药也。王隐君曰"通可以去滞，泄可以去秘，滑可以去着，用八正散更神效焉。"夫升阳、降阴、滋肾、泻膀胱、去滞秘与著，名为正治，清金润肺，名为隔二治，健胃燥脾，名为隔三治。丹溪曰："吾以吐法通其小便，譬如滴水之器，上窍闭则下窍无以自通，必上窍开而下窍之水出焉。"气虚者，补中益气汤，先服后吐；血虚者，芎归汤，先服后吐；痰多者，二陈汤，先服后吐；气闭者，香附、木通，先服后吐。更有瘀血而小便闭者，牛膝、桃仁在所必用。《别录》云："小便不利，审是气虚，独参汤如神。"又有孕妇胎满压胞，多致小便门塞[①]，宜用补中益气汤升举其气，仲景用八味丸，酒服，或令稳婆手入产户，托起其

---

① 门塞：恐为"闭塞"之误。

胎，必溺出如注，或令孕妇眠于床上，将榻倒竖起，胎即不压而溺出，胜于手托多矣。或各有所因者，并依证施治可也。

吴鹤皋曰："小便不通，一见呕证，便不可治。"

小便闭癃门方

倒换散
大黄一两　荆芥二两
研末每服二钱。

八正散加木香
车前子　瞿麦　扁蓄　滑石　山栀子炒　甘草梢炙
木通　大黄面裹煨　木香各等分
为末，每服二钱，灯心汤送下。

木通汤 治小便不通，小腹痛甚。
木通　滑石各五钱　牵牛取头末二钱五分　灯心十茎
葱白一茎
食前服。

通心饮 治心经有热，唇黑而赤，小便不通。
木通　连翘去心，各三钱　灯心十茎
煎服。

牛膝汤 治血结，小便闭，茎中痛。
牛膝五钱　当归五钱　黄芩二钱

铁服丸 治少腹急，小便不通，气不化。
大皂角炒黑

232

为末，炼蜜为丸，如梧桐子大。每服七丸，白汤送下。

熨脐法

用烧盐，分作二包，热熨脐腹，冷复易之。

探吐法

烧盐三钱，温水二碗，服之探吐。

大螺着腹法

大螺一枚，和盐半匙，连壳生捣如泥，置脐下一寸三分，用宽帛紧系之，小便立通。

琥珀散治老人、虚人心气闭塞，小便不通。

琥珀为末，每服一钱，人参汤下，立效。

滋肾丸治阴虚小便闭。

黄柏酒洗焙　知母酒炒，各二两　肉桂二钱

为末，熟水为丸，如芡实大。每服百丸，加至二百丸，百沸汤空心下。

北利汤

黄柏二钱　木通一钱　车前子三钱　肉桂三分

滋阴化气汤治因服热药，小便不利，脐下痛。

黄连炒　黄柏炒　甘草　知母炒，各一钱五分

滑石散治男妇转胞，小腹急痛，不得小便。

寒水石二两　冬葵子一合　滑石　乱发灰存性　车前子　木通去皮节各一两

水十碗，煎至五碗，每服一碗，一日服尽，即利。

葱熨法治小便闭，小腹胀，不急治杀人。

用葱白三斤

切细炒熟，绢包，分两袋，更替熨脐下即通。

又法

以自爪甲烧灰水服。

涂脐方 治小便不通。

大蒜十枚要独颗者　栀子七枚　盐少许

捣烂，摊绵纸上，贴脐良久即通，未通涂阴囊上立通。

又方 治小便闭，垂死者神效。

桃枝　柳枝　木通　川椒　白矾枯各一两　葱七根
灯心一握

水三十碗，煎至二十五碗，用磁瓶二个，各盛热药汁，一半熏外肾，周围以被围绕，不令外风稍入，良久便通如赤豆汁，若冷即易，其效大奇。

小便不禁门

《内经》论肝、督脉、三焦、膀胱之病，不指为何邪所干，则知七情六气皆能为病也。又言手太阴虚者，为子母相关之痾，则知所生、所胜、所不胜之五邪皆以为病也。东垣曰："肾火熄则水独治，能开而不能阖，令小便不禁"，则知命门火衰亦能为病也。总其大要而言，肺者主气，以下降生水，以下输膀胱者，津液藏焉，气化则能出水，泉不止者，膀胱不藏也。肾者，具水火，生二便，司开阖者也，水火不济，则小便不禁矣。此三经者，实为总司。肺虚者，为上虚，当补气；肺热者，为上热，当清金；膀胱虚者，为下虚，当涩脱；挟热者，为下热，宜涤胞。若夫肾病以致小便不禁者，则有虚而无热者也，此正气寒之则遗尿，正气虚之则不禁耳。是以睡则遗尿，皆责之虚，所以婴儿脐元未固，老人元气不足，多有此证，在婴儿，挟热者，十居八九，在老人，挟寒者，十居七八。此又不可不知也。如妊娠尿出不知，薛立斋云："此证若脬中有热，加味逍遥散；若脾肺气虚，补中益气汤加益智；若肝肾阴虚，六味丸。"产后小便不禁，此气虚不能下制故也，立斋云："若因稳婆损胞者，八珍汤，兼进补脬饮"。若膀胱气虚而小便频数，当补脾而补肺；若膀胱阴虚者，须补肺而益肾。总之，不拘老年少壮，以及产妇，小便黄赤而热者为实热，清白不热者为虚寒也。

小便不禁门方

家韭子丸治遗溺、梦遗、白浊。

家韭子炒六两　鹿茸酥炙四两　肉苁蓉酒浸去甲　牛膝酒浸　熟地黄　当归各二两　菟丝子酒浸　巴戟各一两五钱　杜仲炒　石斛　桂心　干姜各一两

为末，酒糊为丸，如梧桐子大。每服五十丸，加至百丸，空心盐汤、温酒下。

固脬丸治膀胱虚。

菟丝子二两　茴香一两　附子炮　桑螵蛸炙，各五钱　戎盐三钱五分酒糊为丸，如梧桐子大。每服三十丸，空心米饮下。

牡蛎丸治小便滑脱、遗精神效。

牡蛎三两，白者入磁瓶内，用盐泥封固，炭五斤，煅半日取出，研极细末　赤石脂三两，捣碎醋拌匀，湿于生铁铫内，慢火炒令干，白如粉

酒糊为丸，如梧桐子大。每服五十丸，空心盐汤下。

白薇散治膀胱虚热，小便不禁。

白薇　白敛　白芍药各等分

每服二钱，粥饮下。

大菟丝子丸治肾虚小便不禁。

菟丝子洗净酒浸　泽泻　鹿茸去毛酥炙　石龙芮①去土肉桂　附子去皮炮，各一两　石斛去根　牛膝酒浸一宿焙干熟地黄　白茯苓　续断　山萸肉　杜仲去粗皮炒　肉苁蓉酒洗焙干　防风去芦　补骨脂去衣酒炒　沉香　荜澄茄　巴戟去心　茴香炒，各三两　桑螵蛸酒浸　五味子　覆盆子去枝萼　芎藭各五钱

为细末，酒煮面糊为丸，如梧桐子大。每服五十丸，空心温酒或盐汤下。

补脬饮治产时伤脬，小便漏出。

生黄丝绢一尺剪碎　白牡丹根皮用干叶者　白及各三钱

————————

①　石龙芮：毛茛科毛茛属药用石龙芮之子与根皮，《本经》之地椹也。

236

为末，水一碗，煮至绢烂如饧，空心顿服时不得作声，作声即不效。

黄雄鸡肠

数十条洗净，炙黄研末。每服一钱，神效。

卷　五

噎塞反胃门

噎塞者，食物难入，盖因血液衰耗，隔于上也；反胃者，食入复出，盖因少火衰微，隔于下也，故二者《内经》统名之曰隔。仓公云："七气三因皆能致隔七气者，寒、热、怒、恚、喜、忧、愁也，三因者，七情所伤为内因，六淫所感为外因，由于气塞、痰滞、血瘀等类，为不内外因也。"吴鹤皋曰："嗜酒之人，醇醪渍胃，久积瘀热，多有此疾，性暴之人，躁急心热，干燥枯槁，多有此疾。"盖人之一身，气行则治，气郁则病，血充则治，血耗则病，气血俱病，则脾胃受伤，脾胃既伤，则气血与痰、与火、与食皆能凝滞，甚者化而为虫，是皆能令上下不通，妨碍道路，食物难行，隔证之所由成也。迨其既成，则现证亦各有区别焉。气隔者，呼吸不利，每常叹息，宜补气运脾汤；血隔者，得热则宽，得寒则痛，宜滋血润肠汤，及人参利膈丸；痰隔者，头重昏迷，中有痰声，宜三化神佑丸[①]；火隔者，面赤唇红，时多虚呕，宜回令丸；食隔者，饥不思食，食不痛极，宜越鞠丸；虫隔

---

① 三化神佑丸：即"三花神佑丸"。

者，面时改色，唇有杂斑，或生疮肿，声哑，膈时隐痛，宜剪红丸及靛青雷丸等药，甚则腹有蛇形，宜蒜齑汁。洁古老人又分吐证为三端：上焦吐者，皆从于气，食则暴吐；中焦吐者，皆从于积，或先吐而后痛，或先痛而后吐；下焦吐者，皆从于寒，或朝食暮吐，或暮食朝吐，宜服蔗姜汁及黄犬肉、雄猪肚、虎肚、猫胞、虎胞之属。王太仆云："食不得入，是有火也，食入反出，是无火也。"噎塞大都属热，反胃大都属寒，然亦不可拘也。须知大便秘结，小便黄赤者为实热；大便溏泻，小便清利者为虚寒。老年之人多死血，少壮之子多食停，肥壮之躯多积痰，瘦弱之体多郁火。或因跌扑，或因盛怒，或因嗜酒躁暴而致者，皆死血也。总之，脉大有力当作热治，脉小无力当作寒医。面色红赤而泽者为实热，黄白而枯者为虚寒，经曰："能合色脉，可以万全"，审其阴阳，火旺者，当以养血为急；脾伤阴盛者，当以温补为先。更有忧恚盘礴，火郁闭结，神不大衰，脉犹有力，当以仓公、河间之法下之。小小汤丸，累累加用，关扃①自透。因而治下，药势易行，设或不行，蜜盐下导，自宜通矣。

凡嗝证得药而愈者，切勿便与粥饭，惟以人参五钱、陈皮二钱、老黄米一两作汤细呷，旬日之后方可食粥。

---

① 扃：音炯，门户之意。

死候

古云噎证有四不治：年衰者不治，粪如羊屎者不治，口吐白沫者不治，胸腹肿痛如刀割者不治。

反胃噎塞门方

补气运脾汤治脾虚咽塞。

六君子汤加黄芪一钱炙　砂仁八分　生姜三片　大枣一枚

无痰去半夏。

滋血润肠汤治血枯及死血在噎，大便燥结。

当归三钱　芍药煨　生地黄各一钱五分　红花酒洗　桃仁炒　大黄酒煨　枳壳炒，各一钱

临服入韭汁半酒盅，食前服。

人参利膈丸治血少便燥，噎气之圣药也。

木香　槟榔各七钱五分　人参　当归　藿香　甘草　枳实炒，各一两　大黄酒蒸　厚朴制，各二两

为末，水为丸，如桐子大。每服三钱，白汤下。

秦川剪红丸治虫血成噎气。

雄黄另研　木香各五分　槟榔　三棱煨　蓬术煨　贯仲去毛　干漆炒烟尽　陈皮各一两　大黄一两五钱

为末，面糊为丸，如桐子大。每服五十丸，米饮下。

四生丸治一切结热。

杜大黄去皮酒润　黑丑净取头末，各一两　皂角去皮生用

芒硝各五钱

为末，水为丸，如桐子大。每服二三十丸，白汤下。

三花神佑丸治积痰满胃，食下即吐。

甘遂　芫花　大戟拌湿炒各一两五钱　黑丑取头末二两　大黄一两　轻粉一钱

俱为末，水丸，每服三丸，渐加五丸，以快利为度。此大毒类聚为丸，瞑眩之剂也。惟声重色红泽，脉来有力者能行之。若言微色枯，脉细无力者，切弗轻与。

回令丸，即左金丸治火嗝。

黄连六两　吴茱萸一两水煮少时晒干

为丸，每服三钱。

食郁越鞠丸治食嗝。

山楂　神曲　砂仁　香附童便制　苍术米泔浸七日　抚芎　栀子炒黑

螺泥丸

取田中大螺，不拘多少，新水养之。取其吐出之泥阴干，为丸如桐子大。每服三十丸，藿香汤下。

驴尿

荡热，每服二合，日服二次，神效。

九蒸大黄

研末，日服一二钱，白汤下。

黄犬肉

治反胃，煮烂，先饮汁，后食肉。

241

蒜齑酢治噎病而内成蛇者。

一饮三升，其蛇即从口中吐出，病立愈。

染青

治噎，每服二茶盅。

楮实汤治食甘物致噎者。

每服一碗。

柿饼

烧灰存性，酒服一钱，数服即愈。

白水牛喉

去两头节并筋膜，节节取下，米醋一碗，炙至醋尽，为末，每服一钱，米饮下。

甘蔗汁二碗　姜汁一碗

每服一碗，日三服，即不吐。

雄猪肚

烘干为末，每服三钱，酒下虎肚更效。

猫胞

一具，烘干为末，水调服即效虎胞更效。

千叶白槿花

阴干，去蒂为末，老米汤调送一钱，日三服。

芦根五两

水三碗，煎一碗，候温时时呷之，极效。

凡反胃证得药而愈者，切不可便与粥饭，惟以人参五钱、陈皮二钱、老黄米一两作汤细啜，旬日之后，方可食粥。

242

吞 酸 门

吞酸，小疾也，可暂而不可久，或以小疾而忽之，此不知其为翻胃之渐也。尝见前哲之论吞酸也，有以木曰曲直，曲直作酸，当责之肝火者；有以诸逆冲上，皆属于火者；有以湿郁则热，热郁则酸，故夏月饮食之类，以物覆冒之，其味必酸者；有以七情拂郁皆能令人内热吞酸者。此皆以火治者也，独不思酸之为酸也，置物于至寒之地，其味不酸；置物于至热之地，其味亦不酸；故五谷瓜果日暴之则不酸，久阴雨则酸矣；锅中煮物炉火旺则不酸，火息之则酸矣，其故何也？多因于欲热不热、欲寒不寒，热不成热、寒不成寒故耳。盖饮食之入于胃也，热则能化，若夫胆火不足，或命门火衰，郁而不化，壅塞传道，气逆而上，即令人吞酸矣。然亦不可拘也，须审其寒与热两端而施治焉，大抵虚者多寒，实者多热。小便黄赤、大便秘结者为热，小便清白、大便溏泻者为寒。喜冷恶热者为热，喜热恶冷者为寒。面赤色泽、脉来洪数者为热，面白色枯、脉来沉迟者为寒。审是热者，清其少火，开其郁气，审是寒者，扶其命门，消其阴翳。更有滞于痰者化其痰，积于食者消其食，气虚者补其气，气郁者利之，脾弱者补之，胃气乖违者调和之。防微杜渐，君子慎之，岂曰小疾也而可忽乎哉。

吞酸门方

茱连丸治吞酸。

黄连一两酒炒　黄芩酒炒　吴茱萸煮少时晒干　陈皮各五钱　苍术七钱五分泔浸七日

共为丸，每服三钱，盐汤下。

加味平胃散治宿食不化，吞酸呃臭。

苍术　陈皮去白　厚朴　甘草炙　神曲　麦芽

火郁越鞠丸治七情拂郁，吞酸，小便赤。

山栀子炒　青黛飞　香附童便浸五日　神曲炒　抚芎　苍术各等分

为丸，每服三钱，生姜汤下。

茱萸六一散治湿热吞酸。

滑石六两　甘草一两　吴茱萸一两汤泡过

扶阳汤治冷酸。

附子一钱　肉桂八分　神曲二钱　香附一钱五分　陈皮八分

桂连丸治吞酸。

肉桂黄连汤泡五日　黄连吴茱萸汤拌炒

等分为丸，日服三二钱。

青白和胃散治胃冷吞酸。

肉桂七钱五分　丁香三钱　青皮五钱　白术二两　神曲一两五钱

共研细末，姜糊为丸，盐汤下。

244

呕吐哕门 有声有物为呕，有物无声为吐，有声无物为哕，《内经》以呃逆为哕

经曰："诸逆冲上，皆属于火；诸呕吐酸，皆属于热火性炎上，故诸逆冲上皆属于火，然诸脏诸经各有逆气，则阴阳虚实各自不同，实火可泻，芩、连之属；虚火可补，参、芪之属，不可不察也，胃热则呕而酸者，肝之味也，火盛金伤，不能制木，则肝木自甚，《素问》则以为热，东垣又以吐酸为寒，何也？经言始受热中，东垣言未传寒中，总之，壮盛之人多热，虚弱之人多寒，若不以虚弱形证为辨，非医也。"寒气客于肠胃，厥逆上出，故痛而呕此经之言呕，亦主于客寒，食则呕者，物盛满而上溢脾不能运化精微，则食满而呕，盖虚证也，足太阴脾病，舌本强，食则呕脾脉连于舌本，故舌强而呕也，故寒气与新谷气故者，旧也，俱还入于胃，新故相乱，真邪相攻，气并相逆，复出于胃，故为哕此言内气虚而邪居之，邪正相薄而气上腾，故令哕，东垣以有声无物为哕，盖指干呕也，此《内经》所谓哕，乃呃逆也，病深者，其声哕五脏皆伤，升降失常，令中焦痞塞而下部气绝，少阳之火上而不下，故作呕逆也。古人以呕属阳明，多气多血，故有声有物，气血俱病也；吐属太阳，多血少气，故有物无声，血病也；哕属少阳，多气少血，故有声无物，气病也。独东垣以呕、吐、哕俱属脾胃虚弱，或寒气所客，或饮食所伤致上逆，而食不得下也。洁古老人从三焦分气、积、寒三因：上焦吐者，皆从于气，气者，天之阳也，其证食已即吐，渴欲饮水，治当降气和

中；中焦吐者，皆从于积，有阴有阳，气食相假，其证或先吐后痛，或先痛后吐，法当去积和气；下焦吐者，皆从于寒，寒者，地之阴也，其证朝食暮吐，暮食朝吐，小便清利，大便不通，法当通其闭塞，温其寒气。大凡吐愈速则愈在上，吐愈久则愈在下，阴阳虚实之间，未易黑白判也。古方通以半夏、生姜为正剂，独东垣云："生姜止呕，但治表实气壅，若胃虚谷气不行，惟当补胃，推扬谷气而已，故服小半夏汤不愈者，服大半夏汤立愈。"虽然呕、吐、哕，三证也，三证之中，呕有声长声短之辨；吐有见痰见食之分；哕有中焦下焦之判。呕而声长者，火旺也，火旺则气盛；声短者，气弱也，气弱则火衰。吐而见痰者，脾湿也；见食者，胃伤也；痰黄而稠，实热也；白而稀，虚寒也。恶食或食出而能食者，积也；食出不能食，或闻谷气而吐者，虚也。中焦之哕，其声轻而短，水谷之病也；下焦之哕，其声长而恶，虚邪相搏也。大抵挟寒者喜热，恶寒而肢冷；挟热者喜冷，恶热而躁渴；气滞者，胀满不通；痰饮者，遇寒即发；食积者，饱则益吐，按之则痛。吐而诸药不效，必假镇重以坠之；吐而中气久虚，必假谷食以和之。先吐后泻，身热腹闷，名曰漏气，上焦伤风也；二便不通，气逆不续，名曰走哺，下焦实热也。干呕为气虚，恶心多胃伤，呕苦邪在胆经，吐酸责之肝脏，口渴热伤胃土，呕清水者多气虚，吐蛔虫者皆胃冷，胃痒流涎者悉虫患。呕而喘不止者，此阴虚而孤阳上浮。呕而腹痛，吐而痛即止者为火；吐而痛不止者为

246

寒。哕而连声不绝，目上视者，为肝实哕俗名干热呕，非
金水汤不能治，治之不速即死。噫人无常病，医无常
方，必须参之以脉证，合之以颜色，问之以从来，始为
无失。毋视呕、吐、哕为小疾也而忽诸。

呕吐哕门方

小半夏汤治呕定吐，开胃消食。

半夏汤洗　生姜留皮，各三钱

加橘皮，名橘皮半夏。

大半夏汤治胃虚呕吐。

半夏五钱汤洗　人参三钱　白蜜二钱

水二碗，和蜜扬之二百四十遍，煎八分温服。

红豆丸治呕逆嗝气，反胃吐食。

丁香　胡椒　砂仁　红豆各二十粒

为细末，姜汁糊丸，如皂角子大。每服一丸，以大
枣一枚去核，填药面裹煨熟，去面细嚼，白汤下，日三
服。

灵砂丹治久吐不止，上盛下虚，痰盛吐逆，此丹最能镇坠，升
降阴阳，调和五脏，补养元神。

水银一斤　硫磺四两

用新铫内炒成砂子，入水火鼎，煅炼为末，糯米糊
丸，如麻子大。每服三丸，空心枣汤、米饮、井花水、
人参汤任下。

忌猪羊血、绿豆粉、冷滑之物。

麦门冬汤治漏气，身背热，肘臂痛，瘀血吐泻。

麦门冬　生芦根　竹茹　白术各五两　炙甘草　茯苓各二两　人参　陈皮　葳蕤各三两

每服四钱，生姜五片、陈米一撮，水煎服。

走哺人参汤治大小便不通，下焦实。

人参　黄芩　知母　葳蕤各三钱　芦根　竹茹　白术　栀子仁各五钱　陈皮五钱　石膏二两煅

每服四钱，水煎服。

左金丸治肝火吐酸水，不治必成反胃，左金者，使金令左行，则肝木有制也。

黄连　吴茱萸各一两

同拌湿焙干，粥丸，白术陈皮汤下。

雄矾瓜蒂散治呕而胃痒，流涎，腹内有虫。

雄黄　明矾　苦瓜蒂炒各五分

为末，酒下。

金水汤治肝实哕。

生芦根五钱洗净　柿蒂三钱　陈皮　生甘草各一钱

陈竹柿香汤治大病后，下焦呃逆，中焦气塞。

丁香三粒　柿蒂　竹茹各三钱　陈皮一钱

橘竹汤治大病后，呃逆不已。

橘皮　竹茹各一两　人参　生姜各五钱　炙甘草二两　大枣三十枚

每服五钱，水煎服。

木香调气散治中焦呃逆。

木香　檀香　白豆蔻　丁香各三两　砂仁四两　炙甘草　藿香各五钱

248

为末，每服二钱，盐汤下。

不能食门

《内经》曰："安谷则昌，绝谷则亡"，又曰："伤食者恶食"，又曰："清气在下则生飧泄，浊气在上则生䐜胀"，《素问》曰："阴之所生，本在五味。阴之五宫，伤在五味。"按经之论，则知不能食不独责之足阳明，而五脏皆能致之也，即属阳明一经者，亦有虚实之分焉。盖脾胃之气，中气也。五脏六腑，九窍百骸，皆受气于此而后治。若饥困劳倦、七情六气伤其脾胃，则众体无以受气而皆病。东垣曰："胃中元气盛，则能食而不伤，过时而不知饥，脾胃俱旺，能食而肥，脾胃俱虚，不能食而瘦。"罗谦甫云："脾胃弱而食少，不可克伐，补之自然能食。"许学士云："不能食者不可全作脾治，肾气虚弱亦不能消化。譬夫釜中水谷，下火无力，其何能熟？"严用和云："房劳过度，真阳衰弱不能上蒸脾土，中州不运以致饮食不进，或胀满痞塞，或滞痛不消，须知补肾。肾气若壮，丹田火盛，上蒸脾土，脾土温和，中焦自治，膈开能食矣。"盖东垣、谦甫以补土立言，学士、用和以壮火垂训，其有见乎，土强则出纳自如，火强则转输不息。火者，土之母也，虚则补其母，治病之常，经无待言者。又有忧思劳神，或多食苦味，或淫邪干火，以致心火受伤，火伤则不能生土而土虚，所为母虚则子虚者是也。谋虑不决肝主谋虑，或多食酸味，或淫邪干木，以致肝木受伤，木伤则贼害于土而土虚，所谓传于所胜者是也。房事精伤，或多食咸味，或淫邪干水，以致肾水受伤，水伤则挟肝上泛而凌土而土虚，所谓水不宁则土不安者是也。悲哀损气，或多食辛味，或淫邪干金，以致肺金受伤，金伤则必求助于土而土虚，所谓子盗母气者是也。以上数条，皆能令人不食者也。治法虽有五脏之分，而益脾补胃之药断不可缺。胃主受纳，脾主消磨，能纳而不能化者，责之脾虚；能化而不能纳者，责之胃弱。脾胃者，土也，土为万物之母，故土衰则万物皆死，土弱则万物皆病，土旺则万物皆生，凡治杂证者，以脾胃为主，治不能食者，又以胃为主也。胃为五脏六腑之海，主纳五谷而养脏腑，胃气一虚，脾亦受亏，故保胃尤甚于保脾也。然脾胃喜热而恶寒，喜甘而恶苦，喜香而恶秽，喜燥而恶湿，喜利而恶滞。既曰喜热，则肉桂、附子等药皆在宜用矣；既曰喜甘，则人参、熟地等药皆在宜用矣；既曰喜香，则沉香、豆蔻等药皆在宜用矣；既曰喜燥，则白术、山药等药皆在宜用矣；既曰喜利，则大黄、芒硝等药皆在宜用矣。凡治此者，必审其受病之因，观其所现之他证，知为何邪所干、何脏受病，必挟他脏而治之，若无所因亦无他证者，此系胃经自病也。胃经自病，不过虚实两端。恶食者实也，呃臭者实也，得食更剧者实也，重按之而痛者实也，外此则靡非虚矣。东垣曰："脾胃之气实，则枳实、黄连泻之；虚则白术、陈皮补

250

之。补之不效，当补其母。"若夫挟痰宜化，挟郁宜开，仇木宜平，子金宜顾，是在明者知之。

不能食门方

二神丸
破故纸四两炒　肉豆蔻二两生

为末，另将生姜四两、肥枣四十九枚、姜切片同煮烂，去姜取枣，剥皮去核，研膏为丸，如梧桐子大。每服三钱，盐汤下破故纸补肾为癸水，肉豆蔻补脾为戊土，戊癸化火，进食妙方。

资生丸
白术三两泔浸，土蒸九次，晒九次，切片，炒黄　人参三两饭上蒸熟　茯苓一两五钱乳拌蒸　橘红二两　川黄连三钱姜汁炒枯　山楂肉二两　神曲二两炒　泽泻三钱去毛炒　白豆蔻三钱　桔梗五钱炒　藿香五钱洗　甘草五钱蜜炙　白扁豆一两炒去壳　莲肉一两去心　薏苡仁三两淘炒　山药炒一两五钱麦芽炒一两五钱　芡实炒一两五钱

为末，炼蜜为丸。每服二钱，淡姜汤下。

杏仁
治粉伤厨家造粉，杏仁近之则烂。

糯米
治瓜果伤凡瓜果，遇糯米即烂。

醇酒
治牛肉伤煮牛和以好酒易熟。

桑树灰

治鳖伤煮鳖非桑木作薪，必不烂。

橄榄

治鱼伤舟人以橄榄木为樯，鱼触之即死，尝以橄榄木为桌，鱼骨置上即软。

白曲

治粽糦①伤。

茶

治饭伤。

山楂

治猪肉伤。

淡豆豉

治煎炙、面食、肥甘、椒辣等伤万物归于腐，腐胜焦故也。

麝香

治果食菜蔬伤凡花果草木，一触麝香，无不萎落。

枳椇子即鸡距子。

治酒伤门外植枳椇木者，造酒必不熟，屋内有此木作柱亦然，枳椇解酒过于葛花。

---

① 糦：音夜，粽子一类的食物。

252

妇人月事崩带门

妇人杂病，与男子等，惟月事胎产异焉。盖人之生也，无极之真，二五之精，妙合而凝，乾道成男，坤道成女。女以坤道用事，故治妇人者，以阴为主，用四物汤随证而损益之，未有不切中乎病情者。盖女子得坤之阴，阴中必有阳，故以七为纪。一七而齿更，二七而天癸至。人受天地之气以生，故能克肖天地。月，天之阴也，以月而盈，以月而亏，故女子之血亦以弥月而一下也，血之下也，同于月，故名之曰月事。经曰："月事以时下，故能有子"，月事不调，则血必为害。血病而气亦乘之，于是乎有血枯、经闭、崩漏、带下种种诸证，实基于斯矣，试分而言之。

经闭者，经水不行也。节斋曰："经水不行，多由伤损脾胃而致者，不可误作死血，须审其脾胃何如，若饮食劳倦，少食恶食，泄泻疼痛，或误服汗下攻克之药，伤其中气，以致血少不行者，只宜补脾调胃，脾胃安和，则血自生而经自行矣，惟脾胃无病而有血块凝结者，方宜行血。"丹溪曰："经闭，因堕胎及多产伤血者，或有因潮热盗汗而耗血者，治宜生血补虚，或因七情内伤，心气留结者，宜调心气。"大抵经闭之证，多属血枯，丹溪所以专主补血也。东垣曰："无阳则阴无以生"，又曰："血不生于血，而生于气"，故节斋又有补气之论："凡遇此证，须先补其血，血虚甚者，须大补其气，惟有血块者，方可行之。"经闭而大便难、小腹急、小便清利者，蓄血而闭也，属实，桃仁承气汤。经闭而夜热盗汗骨蒸，而腹无痛楚者，血枯而经闭也，属虚，四物汤加桃仁、红花，甚者补中益气汤。

崩漏者，血忽大下不止之名也。东垣专主于寒而不言热，盖以去血过多，其人必虚，虚者必挟寒，此为久者而言也。丹溪曰："有虚有热，虚则下陷，热则流通"，此指初起者而言也。又有阴阳之分焉：若五十以后，经止数年，忽又大行，且兼腹痛，或身热口渴者，名曰崩阴证也；若年在三十以后，经行而不止者，名曰漏阳证也。若夫先崩漏而后腹痛者为虚寒，先腹痛而后崩漏者为实热。崩漏后而痛减者为实热，痛更甚者为虚寒。崩漏急速，色红紫而成块者为实热；崩漏徐徐，色淡红而黑者为虚寒。崩漏腹胀而实，按之而痛者，实也；按而不痛者，虚也。善谷者实热也，不善谷者虚寒也。虚者，补中益气汤，虚而寒者，八味汤或附子理中汤，热者，生地四物汤加鸡冠花与三七之属。

赤白带者，赤白淋漓，名曰带下。盖人腰脐之间有脉如带，围身一周，名曰带脉，奇经八脉之一也。若下焦虚损，督任有亏，则中焦之气乘虚而袭之，陷于带脉之下。气陷则白，血陷则赤，赤白并下，气血俱陷也，久久必成瘵疾。若妇人面无病容，所下之带或纯赤而无白，或纯白而无赤者，是又湿热下注，不可与气血俱陷者同日而语也。若夫色白如清涕，赤如红津，黄如烂

254

瓜，青如泥泽，黑如衄①血，皆五脏之浊气渗入膀胱而然也，随脏所主。要而言之，新病者多因湿热，久病者必致虚寒。然治新颇易，治久恒难，若以涩药止之，则未尽之，带留而不出，以利药下之，则既损其中，又伤其下，皆非治也。惟化瘕固气方为善治，化瘕则赤白之成带者无复中留，固气则营卫之流行者不复下陷，营不陷则无赤，卫不陷则无白矣。虚者，宜用补中益气汤。湿热者，则以千金白马散。

经曰："治病必求其本"，以上诸证，皆本于月事不调之故耳。月事不调，不外乎虚、实、寒、热四者而已。然则何以别之？盖血盛则月来过多，血衰则月来而少，血热者其色赤，血寒者其色淡。黄者多虚，紫者多实，红乃正色，黑乃瘀血。气血旺者，早而多；气血不足者，迟而少。腰酸腹痛，经后即除者，实也；经后愈剧者，虚也。经闭者，血枯也。过期色淡者，因虚而痰生也。经后而面赤，五心热者，热也；经后而面黄，四肢冷者，寒也。过期而乍作乍止者，气血俱实也。经水月久不行发肿者，瘀血渗入脾经也。经水过多发肿满者，脾经血虚也。月水将来或将尽，前后数日腹痛者，又有经水不时，更着气恼，心腹腰肋痛不可忍者，瘀血也。或腹中常常作痛，上下不定者，经年积血也。经水月久不行，腹肋有块作痛者，石瘕也。或前或后，或行

---

① 衄：音蔑，污血也。

或止，小腹作痛，腿膝麻痹，腰腹疼痛，甚则口噤咬牙者，风也。经来似黑豆汁者，风热也。带如鱼脑、猪脑者，冷极也。过多不止者，阴血不足以镇守胞络之火，令血走失而越其常度也。亦有胞络火盛，血热妄行者。必须察其脉之强弱，色之鲜黯，体之肥瘦，食之多寡，面之红白，年之老少，力之壮衰，随证施治，百无一失。经曰："能合色脉，可以万全"，此之谓也。

妇人月事崩带门方

四物汤 治月事不调。

熟地黄　川芎　白芍药　当归

脉数，紫黑为内热，本方加黄连、黄芩。

脉迟，血凝结者为内寒，本方加官桂、附子。

人肥有痰，加半夏、陈皮、南星。

人瘦有火，加山栀、黄柏、知母。

有抑郁者，加香附、苍术、砂仁、神曲。

有留滞者，加桃仁、红花、玄胡索、肉桂。

气虚者，加参、芪，气实者，加枳、朴。

八珍汤 治月来血少。

人参　白术　茯苓　炙甘草　当归　熟地黄　川芎白芍药

固经丸 治月事过多不止。

黄芩酒炒　败龟版　白芍药各一两　黄柏炒褐色三钱樗根皮七钱五分　香附童便浸一宿，焙干三钱

调容顺气汤 治妇室经闭不调，或前或后，心腹疼痛。

当归酒洗一钱　川芎八分　白芍药盐水炒一钱　生地黄一钱　艾叶醋炒八分　香附子童便浸，炒一钱　阿胶蛤粉炒一钱　牡丹皮酒洗一钱　桃仁去皮尖一钱　红花一钱　白术一钱二分　甘草四分　生姜三片

水煎，食前服。

腹痛加玄胡索一钱、五灵脂醋炒八分、没药一钱；憎寒潮热加柴胡一钱、地骨皮酒炒一钱。

清经四物汤治经水不及期而来者，乃血虚有热。

当归一钱五分　川芎五分　白芍药八分　生地黄一钱阿胶炒五分　艾叶三分　条芩一钱　黄连姜炒八分　黄柏五分　知母五分　香附子一钱　甘草三分

水煎，空心服。

通经四物汤治经水过期不行者，乃血虚有寒。

当归一钱五分　川芎五分　熟地黄一钱　白芍药一钱桃仁二十个去皮尖　红花三分　莪术一钱　苏木一钱　香附子一钱　肉桂五分　木通八分　甘草五分

水煎，空心服。

清热调血汤治经水将来，腹中阵阵作痛，乍作乍止，气血俱实。

当归　川芎　白芍药　生地黄　黄连　桃仁　香附子　红花　玄胡索　牡丹皮　莪术

有热加柴胡、黄芩。

顺气散瘀汤治经水不时，着气恼之后得，心腹腰肋痛不可忍，脉弦急不匀，乃瘀血作痛也。

当归　川芎　白芍药　生地黄　桃仁　红花　玄胡

索　莪术　青皮

四味调经止痛散治妇人月水将来或将尽，前后数日腹痛。

当归　玄胡索　没药　红花各等分

为末，每服二钱，黄酒下。

加减五积散治妇人遇经行时，沿身疼痛，手足麻痹，或生寒热头痛，眼目眩晕，此乃触经感冒。

依本方去干姜，加羌活、牛膝、姜、葱煎服。

咳嗽加杏仁、五味子，泄泻去枳壳，加肉豆蔻。

柴胡抑肝散治寡居独阴无阳，欲心萌而多不遂，是以恶寒发热，全类疟者。

苍术米泔炒一钱　香附一钱　神曲炒六分　川芎七分　山栀子炒一钱　连翘五分　柴胡二钱五分　青皮炒二钱　赤芍药二钱五分　生地黄五分　牡丹皮一钱五分　地骨皮一钱　甘草一钱

通经秘方

用大船上多年灰条，不拘多少，用炭火烧通红，淬，入好烧酒内，取出待干为末。每服三钱，好酒调下，空心服第二服，红花酒调下，第三服，大黄酒调下。三次即通如神。

无极丸治妇人血块气痛，有爬床席，十指出血。

锦纹大黄四两作四分，一两用酒煮七次，一两用醋煮七次，一两用童便浸七次，一两用盐水煮七次，俱晒干，合作一处蒸之，晒干，又蒸又晒，如此七次为末，用当归、熟地黄各一两半，浓煎汁一碗，煮糊为丸，如桐子大。每遇心疼气痛，用小茴炒，研七分，煎汤送下三十丸。有块者一月之内下小小血粒，自此除根不痛。经脉不通，红花酒下。

黑龙丸专治血崩如神，及经水过多不止者尤效。

黑驴粪烧灰存性，为末，面糊为丸。每服五七十丸，空心黄酒送下。

障源散治血崩如泉流不止。

棉花子瓦器炒尽烟，为末

每服二钱，空心黄酒调下。

荆芥四物汤治崩漏初起，不问虚实，服之立止。

荆芥穗　条芩　当归　川芎　白芍　生地黄　香附米

一方去香附、荆芥，加艾叶、阿胶。

如不止，加防风、升麻、白术炒、蒲黄炒。

西园公加地榆良验。

当归龙骨丸治月事失常，经水过多不止，及带下淋沥，无问新久，赤白诸证，并孕妇恶露，胎动不安，及产后恶物不止，或大人小儿泄泻并治。

当归　白芍　白茯苓　黄连各五钱　黄柏一两　龙骨一两　染槐子五钱　艾叶炒五钱　木香二钱半

西园公加黄芩、白术各五钱。

共为末，滴水为丸，梧子大。每服七八十丸，空心米汤送下。

丁香胶艾汤治崩漏不止，盖心气不足，劳役及饮食不节所得，其脉左尺俱弦洪，按之无力，其证自觉脐下如冰，求厚衣被以御其寒，白带白滑之物，有如屋漏水下，时有鲜血，右手脉时微洪也。

四物汤加丁香、阿胶、艾叶，水煎空心热服。

凡血崩，乃经脉错乱不循故道，淖溢妄行，一二日不止，便有积瘀之血凝成窠臼。更药涩住，增见增剧，宜以五积散，防风、荆芥再加醋煎，投一二服，次进独行散，以霹雳酒下，二三服即止。如不止，再以诸止血药治之。

固经丸 治赤白带下属湿热者。

苦参五钱　黄柏一两炒　山栀子二两炒　贝母二钱　香附子一两炒　白术　白芍各七钱五分　龟版二两酒炙　山茱萸去核五钱　干姜二钱炒　樗根白皮五钱

俱为末，酒糊为丸，如梧子大。每服八九十丸，空心滚水下。

螽斯[①]丸 治妇人赤白带下，经候不调，或前或后，或行时小腹作痛，腿膝麻痹，腰腹疼痛，子宫不能摄养。

生地黄酒洗四两　熟地黄酒蒸四两　陈皮一两　川芎二两　白茯苓去皮二两　赤芍药一两　青皮二两　红花一两　香附米一斤，童便浸，春三、夏二、秋一、冬五日　当归酒洗四两　苏木一两　枳壳麸炒二两　黄芩酒炒二两　玄胡索酒炒二两　粉草三钱　五灵脂一两　干姜炒五钱

为末，用艾煎汤，入醋一盏，打糊为丸，梧子大。每服四五十丸，酒下，白汤亦可。

千金白马散 治赤白带下。

马毛二两，椒和伏火一宿，白马毛治白带，赤马毛治赤带

---

① 螽斯：音终司，昆虫纲，直翅目，螽斯科，以喻子孙众多。

龟甲四两酥炙　鳖甲十八铢酥炙　牡蛎二两四铢火炙

为末，酒下方寸匕，日三服。

凤雏丹治赤白带、遗精神效。

鸡子一个，上开一小孔，入明硫磺三厘或五厘，甚者二分，用桑皮纸封其孔，入饭锅，埋一半于饭内，蒸熟取出，去硫磺。日服一枚，七日病除，一月永不复发。

银杏丹治赤白带神效。

白果三十枚咬碎其壳，用硫磺一钱研末同炒，硫磺燥为度。去黄并去壳衣，一次服尽，七日病除。

鸡冠花治赤白带。

鸡冠花白带用白，赤带用赤，阴阳瓦焙干焦色，为末。每服三钱，酒下。

服至子宫暖，不但病愈，从前并不受孕者即孕。

乌鸡丸治下焦虚寒，赤白带下，脐腹冷痛。

乌鸡一只，不刀血，去毛，用醋五六碗煮熟，火煅存性，成灰为末　当归三两酒洗　净艾三两醋浸，炒白米饭少许，入杵臼内捣成饼，火上炙，令干　破故纸五钱醋炒　香附米十两酒浸旬日，用醋煮，焙干　川芎　熟地黄各一两　白芍一两　小茴香三两醋炒　山药　牡蛎各二两　良姜五钱　白姜二两五钱丁香一两不见火　乌药二两

为末，米饭为丸，如梧子大。每服五十丸，空心酒醋汤下。

如赤白带下不止，加龙骨一两、五倍子一两五钱。

解围汤治妇人赤白带下，上热下寒，口出恶气，咽干牙痛，耳鸣，遍身上下流注疼痛，发热憎寒，口吐酸水，嘈杂恶心，心腹气

261

痛，时下五色相杂，来而无度，面黄肌瘦，不思饮食。

当归　川芎　赤芍　生地黄　陈皮　半夏姜炒　茯苓　苍术米泔浸　黄芩酒炒　柴胡　升麻　香附童便炒　牡丹皮　甘草

加地榆尤良，生姜煎服。

五积散治男妇不问外伤风寒、内伤生冷，头疼身痛恶寒，呕吐腹痛。

当归　川芎　白芍　厚朴　桔梗　枳壳　苍术　半夏　干姜　官桂　麻黄　陈皮　甘草　香附　小茴　吴萸

九龙散治赤白带下。

枸杞　金樱子　山楂花　莲肉　莲须　白茯　熟地　芡实　当归

大补经汤治妇人血气虚弱，血海寒冷，经水不调，或时心腹疼痛，或下白带如鱼脑、或似米泔色，错乱不分信期，每月淋沥不止，面色痿黄，四肢无力，头目眩晕，肌肤羸瘦。

当归　川芎　熟地　人参　黄芪　白术　茯苓　香附　阿胶　陈皮　玄胡　砂仁　沉香　粉草　肉桂　吴萸

姜、枣水煎服。

白带秘方

白果半斤　蕲①四两

共入锅和好醋同煮，于每早空心吃白果七个，滚水

————————

① 蕲：艾草的一种。

送下。

一妇人年逾六旬，内热口干，劳则头晕，吐痰带下，或用化痰行气驱风之药，而前证益重，饮食愈少，肢体常麻，手足或冷或热，日就消瘦者，属脾气虚弱，当滋化原本，用补中益气汤加白茯、半夏、炮姜，十余剂而愈。

白带用白芷炒焦、黄荆实炒焦、瓦垄子①研粉为末，清汤下。

赤带用红葵花，白带用白葵花，水煎服。

神仙附益丹广嗣方。

香附米一斤，用童便浸透，取出洗净，露一宿，晒干再浸，再露再晒，如此三次，用好醋浸透，过宿晒干，为末用。益母草十二两，东流水洗净，烘干为末，用复再用。香附四两、北艾一两，煮汁，用三分，醋七分，将前二味和合为丸，如梧子大。每服五七十丸，空心临卧淡醋汤送下。不惟治妇人百病，而生育之功效如神也。

升阳举经汤治妇人经血崩下。

羌活　藁本去土　防风各二钱　肉桂夏勿用，秋冬用　白术　当归　黄芪　柴胡各三钱　熟地黄　人参　川芎各一钱　细辛六分　独活　炙甘草　附子炮各一钱五分　桃仁十粒去皮尖　白芍药　红花各五分

---

① 瓦垄子：即瓦楞子。

胎 前 门

夫胎也者，恃母之血以养之气以长之，迨胎既成，而母之气血未有不亏者，气亏则卫弱，血亏则营虚，营卫虚弱必致气血独朝其胎，不能升降。气不升则阳明空虚，血不降则少火无制，此不特胎气难安，即妊娠之五脏六腑、百骸九窍，日就衰败种种，诸证皆得而生之矣。举其要纲，不外乎十。

一曰"恶阻"。恶阻者，一闻谷气便恶心而防阻也。此是下部气血不足，复盗脾胃之气以固养胎元，令脾胃自弱，不胜谷气也。以半夏茯苓汤主之。

一曰"呕吐"。呕吐者，食入复出，责之有火。所谓诸逆上冲，皆属于火也。此是厥阴之血既养其胎，少阳之火虚而上逆也。橘皮汤主之。

一曰"漏胎"。漏胎者，怀胎而点滴下血也。此是阴虚不足以济火，气虚不足以固血也。以胶艾汤主之。

一曰"腹痛"。腹痛者，气血滞而不通之故也。气行血利而痛自止。以砂仁葱白汤主之。

一曰"子烦"。子烦者，怀子而烦闷是也。此是血养其胎，不能上升以制火，心肺皆热，热则烦闷生矣。以犀角散主之。

一曰"子痫"。子痫者，怀子而痫扑也。此由血养其胎，阴虚火亢，痰气厥逆而然也。以四物汤加芩、连、姜、夏主之。

一曰"子悬"。子悬者，胎气不和，凑上心腹，腹满闭闷，谓之子悬。乃下焦气实，火气举胎而上也。以紫苏饮主之。

一曰"子淋"。子淋者，怀子而小便淋沥之谓也。子淋之原，本于湿热，以地肤草汤或冬葵子汤主之。

一曰"子肿"。子肿者，怀子而身体浮肿，四肢胀急，小便不利是也。此妊娠气血朝胎，营卫之气涩而不行也。以木通散主之。轻者名"子气"，子气者，脚面渐肿至膝，指间时出黄水，行步艰难，喘闷妨食，状似水肿。盖因脾衰不能制水，血化成水所致也。以天仙藤散主之。

一曰"转胞"。转胞者，妊娠至七八月，不得小便者是也。此由娠妇中气怯弱，不能举胎，胎压其胞之故耳。三合汤探吐之。或因胎长逼近于胞，胞为所逼，令人数溲胞即膀胱也。然子淋与转胞相类，但小便频数点滴而痛为子淋，频数出少而不痛为转胞，间有微痛，终是与淋不同。并宜五苓散加阿胶以治之。

若夫气虚下陷，血热妄行，以致胎气不固，其胎频动，恶露屡行，或腰酸下坠者，治须大补气血。古人以白术、条芩为安胎之圣药，盖以白术益脾，能培万物之母，条芩泻火，能滋子户之阴。兴其利而除其害，则气血无乖，子母相安。明乎此者，其于胎前之证思过半矣。

鬼胎

鬼胎者，怀子如抱瓮状，腹内不移动者是也。此因男子精力不足，交媾之际，精不得入而气入之，血裹乎气而成鬼胎。斩鬼丹治之。

辨男女法

一妊娠人面南行，呼复之左回首是男，右回首是女。

一上圊时，夫从后呼之，左回首是男，右回首是女。

一妇人妊娠，其左乳房有核是男，右乳房有核是女。

辨子母死生

破水之后，经日不产，当随证细辨。身重体热，作寒面黑，舌青及舌上冷，子母俱死；面赤舌青，母活子死；面青舌赤，口沫出者，母死子活；唇口俱青，吐沫，母子俱死；婴儿下地时无滴血者，母必死。

脉候

手少阴脉动甚者为妊娠，两尺脉代及滑者为三月胎候。妊娠四月欲知男女法：左疾为男，右疾为女，左右俱疾为生二子；脉沉为太阴脉主男，脉浮为太阳脉主女；左脉沉实为男，右脉浮大为女；左右俱沉实为生二男，左右俱浮大为生二女，左脉沉实而右脉浮大为生一男一女；尺脉左偏大为男，右偏大为女；左三部偏大为产二男，右三部偏大为产二女大者为实状；左右俱浮大产二男，不尔则女作男生，左右俱沉产二女，不尔则男作

266

女生。临月脉浮大离经而腹痛引腰脊，为即欲生。

胎前门方

验胎散经脉不行已经三月者，如尺脉不涩则是胎也。

川芎为末一钱

空心，艾叶煎汤调下，觉腹内微动，则有胎也。若服后一日不动，非胎，必是经滞。

半夏茯苓汤治孕娠恶阻。

半夏　生姜各三钱　熟地黄　茯苓各十八铢　人参　甘草　旋覆花　白芍药　芎劳　细辛　橘皮　桔梗各十二铢

保生汤治妇人经候不行，身无病似病，脉滑大而六脉俱匀，乃是孕脉也，精神如故，恶闻食气，或但食一物，或大吐清水，此名恶阻，切勿作寒病治。

人参二钱五分　白术　陈皮　香附　乌药各五钱　甘草二钱半

作二剂，生姜三片煎服。恶心呕吐加丁香。

茯苓补心汤治恶阻神效，并治妇人月事不调，及去血过多，虚劳发热，吐血衄血，咳嗽痰喘上壅，胸膈不利。

当归　川芎　白芍酒炒　熟地黄　陈皮　半夏姜炒　白茯苓　桔梗　枳壳　前胡各一钱　干葛　紫苏各七分　人参　木香各五分　甘草三分　姜、枣为引

后元汤治妊妇呕吐不止，或头痛，全不思食，左脉弱，诸药勿效，当以理血归原。

当归　白芍　川芎　人参各五钱　白术　陈皮　茯苓

267

去皮，各一两五钱　半夏姜汁制一两　桔梗　枳壳各二钱半丁香　甘草各五分

姜、枣水煎温服。

四物汤加减治三两个月内呕吐恶心，不纳米食。

四物汤去地黄，加陈皮、半夏、藿香、砂仁、白术、神曲、麦芽、陈仓米，生姜煎服。

橘皮汤治妊娠呕吐，不下食。

橘皮　竹茹　人参　白术各八十铢　厚朴十二铢　生姜一两

金砂保元丹

白术四两　条芩二两

为末，蜜丸，每服五钱，清汤下。

胶艾汤治漏胎不安。

熟地黄　艾叶　当归　川芎　炙甘草　阿胶各五分黄芪二分五厘

卫营汤治妇人胎漏及气血虚而行热者。

当归　川芎　白芍　熟地黄　真阿胶炒成珠　条芩白术　砂仁炒　香附炒黑　艾叶少许

上剉一剂，粳米一撮，同煎服。

芎归汤治胎漏下血不止或心腹胀满，一服立效。

归尾　南川芎各五钱

上剉一剂，黄酒煎好，入童便一盏，临卧服。

砂仁葱白汤治妊娠腹痛。

砂仁连壳捶碎一钱　葱白十根

煎汤送下。

犀角散治子烦。

生犀角　地骨皮　麦门冬　赤茯苓　生甘草　条芩

竹叶汤治妊娠心惊胆怯终日烦闷。

白茯苓二两　防风去皮一两　麦门冬泡去心一两五钱　黄芩一两五钱　竹叶五片

水煎温服。

四物汤加芩连姜夏方治子痫。

当归　川芎　白芍　熟地　黄芩　黄连　半夏制　生姜

羚羊角散治妊娠中风，头项强直，筋脉拘急，语言謇涩，痰不利，或时发搐，不省人事，名曰子痫风。

当归　川芎　防风　独活　茯神　五加皮　薏苡仁　杏仁　酸枣仁　木香　羚羊角　甘草　生姜五片

水煎，不拘时服。

紫苏饮治子悬，或临产惊恐气结，连日不下，及胎前一切诸证。

当归尾　川芎　粉草　白芍　紫苏叶　人参　陈皮　大腹皮黑豆汁浸洗净晒干　生姜三片　葱白七根

水煎服。

腹痛加香附、木香；咳嗽加枳壳、桑白皮；热加黄芩；呕吐加砂仁；泄泻加白术、茯苓；难产加枳壳、香附、车前子。

地肤草汤治子淋。

地肤草四两

水四升，煎取二升，分三服。取自然汁服亦可。

子淋散治妊娠小便涩痛、频数。

麦冬　赤茯苓　大腹皮　木通　甘草　淡竹叶

上剉，水煎服。

冬葵子汤治子淋。

冬葵子略炒　柴胡　桑白皮　赤茯苓　当归　赤芍
药各等分

车前散治小便淋沥或不通，下焦有热者。

当归　陈皮　赤芍　槟榔　赤茯苓　木通　滑石
车前　石韦炙去毛

上剉，水煎服。

木通散治妊娠身体浮肿，四肢胀急，小便不利，名曰子肿。

木通　苏叶　香茅　桑白皮各一钱　枳壳　槟榔　条
芩各五分　诃子皮　木香各三分

茯苓汤治子肿，妊娠面目虚浮，肢体肿满。

当归　川芎　白芍　熟地黄　白术　茯苓　泽泻
条芩　栀子　麦冬去心　厚朴　甘草

上剉，一剂水煎服。

天仙藤散治子气，妊娠三月成胎之后，两足脚面渐肿至膝，行步艰难，喘闷妨食，状似水肿，脚指间黄水出者是也。

天仙藤洗炒，即青木香　紫苏　陈皮　香附　乌药
木香　甘草

上剉，生姜煎服。

冬葵子散治孕妇转胞，小便不通。

冬葵子五钱　山栀子五钱　木通五钱　滑石五钱研此药
滑胎，临月可用，若六七个月已前不可用

上剉一剂，水一盅半，煎一盅，空心温服。或以冬葵子、滑石、栀子为末，臼内捣膏，生葱汁调贴脐中，立通。

三合汤探吐法治妊娠转胞，不得小便者，服此探吐。

人参　白术　甘草　茯苓　当归　川芎　白芍　熟地黄　半夏　陈皮

梅树皮治胎气不安。

梅树皮近根朝南者佳，一两洗净，好酒一碗、水一碗，徐徐火煎一碗，朝东服。

加味芎归汤治妇人血性急，惯于小产，小产多在三、五、七月，如向来是三个月者，须于两个半月服，过三个月而止服，五、七个月者，亦如此法服。

川芎　当归　黄芪炙　黄芩酒炒　香附童便炒　白术各一钱　白茯苓　川续断各八分　阿胶蛤粉炒　桑寄生要真者酒洗　陈皮　甘草炙，各五分　砂仁去壳炒，每一月用一分，按月加添　生姜二片　大枣一枚

食远服。

佛手散治胎动下血，心腹绞痛，儿身死活未知。

当归三钱　川芎六钱

水四盏、酒三盏，同煎至三盏，分三分，服之胎死即下，胎活即安。

加味佛手散治妊娠六七个月，因事筑磕着胎，或子死腹中，恶露下，痛不已，口禁欲绝，用此探之，若不损则痛止，子母俱安，若胎损即逐下。

当归二钱　川芎四钱　益母草五钱　甘草炙二两　大腹

皮一两五钱　砂仁五分　枳壳麸炒八分

上剉一服，姜、枣煎服。

胎肥气喘加黄杨脑七个即黄杨树叶稍儿，此物能瘦胎不长。

夏加黄芩，春加川芎，冬加砂仁，气虚加参、术，气实倍香附、陈皮，血虚倍当归，加熟地，性急多怒加柴胡，有热加黄芩，食少加砂仁、神曲，渴加麦门冬，食易饥多加黄杨脑，有痰加半夏、黄芩，腹痛加木香。

保胎丸治屡经坠胎，久而不育者，过七个月不必服。

人参酒炒一两五钱　白术四两　黄芩二两　当归二两川续断酒炒一两五钱　熟地黄一两　香附一两童便浸　陈皮一两　杜仲酒炒一两五钱

糯米饭为丸，如绿豆大。每服七十丸，空心清汤送下。

安胎饮安胎有二法，因母病以动胎者，但疗母病而胎自安，若因胎气不固致动以病母，但疗胎则母自瘥，不问几个月，胎动不安，腰腹微痛，此方极效。

白术　白芍　当归各一钱　人参　黄芩　川芎　陈皮各五分　甘草炙　砂仁　紫苏各二分　生姜一片

束胎丸妊娠七八月间服此，胎气敛束令人易产。

白术二两　茯苓七钱五分　陈皮三两勿见火　黄芩夏一两，春秋七钱，冬五钱

达生散妊娠临月此方，服之令人易产。

大腹皮洗净三钱　人参　陈皮　紫苏　白芍　当归白术各一钱　炙甘草七分五厘

斩鬼丹治鬼胎，如抱一瓮。

吴茱萸　川乌　秦艽　柴胡　白僵蚕

上为末，炼蜜为丸，梧子大。每服七十丸，酒送下，下出恶物即愈。

枳壳槟榔丸治妊娠癥瘕癖块痛，此方主之，久服安养胎气，消散癥瘕，调经进食。

枳壳　槟榔　白术　黄连　黄柏　黄芩　当归　阿胶珠　木香各等分

上为末，水和丸，梧子大，不拘时服温。饮下三十丸，日进二三服。

车前子治难产。

鹤皋曰："凡遇妊娠临月，于宜用汤液内加之，每良。"

千金神造汤治妇人阴阳俱盛，名曰双躯，若少阴微紧者，血即凝浊，经养不周，胎即偏夭，其一独生，其一独死，不去其死，害母失胎，宜此方主之。

蟹爪一升　阿胶三两　甘草二两

莨菪酒硝石饮治怀子不乳。

莨菪一撮

清酒送下，脉躁者加硝石七分。

治逆生方

蛇蜕一条　蝉蜕十四个　胎发一毬

各烧灰，服二钱，酒调下。连进二服，仰卧霎时即产。

朴硝平胃散治死胎不下，凡验损胎，面赤舌青，子死母活；

面青舌赤，子活母死；唇青吐沫，子母俱死，若只是舌黑或胀闷甚者，子已死矣。

苍术制　厚朴姜制　陈皮各三钱　甘草炙一钱

酒水各半，煎熟入朴硝五钱。服之胎化水下，子下母安。若胎衣不下，用此方极验。

黑神散治胎死腹中，产妇舌头青黑者便是。

熟地黄炒　蒲黄　姜灰　当归　白芍　桂心各二两
炙甘草三钱　黑豆炒去皮二合半

治难产方

蓖麻子七粒去壳　雄黄三分　麝香一分

同研细末，滚酒调服，尽醉为度，即下。

治横生方

鱼鳔三寸，烧过为末，酒调服，即直下。

治横生

横生者，必先露手足。须将手足慢慢送入，用小针于儿手足心刺三五针，急用盐少许涂刺处，儿觉痛缩上，急用冬葵子四十九粒研碎、白滑石二钱研细，顺流水往东流者煎服，即顺生。

黄金散治生产一二日难分娩者，服之如神，因屡验不敢自私，广以济人。

真金箔大者五片，小者七片，以小磁盅将水少许，去纸入金在内，用指研匀后，再添水至半盅，一面先令一人扶产妇虚坐，又令一妇人用两手将大指按定产母两肩上肩井穴，前药温服，其胎即下。此乃催生圣药，如产月未足，又能安之。

274

济生汤治难产，须一二日不产者宜服，自能转动降生。

当归三钱　川芎二钱　香附一钱　枳壳三分　赤芍八分 大腹皮姜汁炒一钱五分　甘草七分　加白芷一钱

水煎服。腰痛甚，服之即产。

自生饮治临产生育艰难。

当归三钱　川芎二钱　陈枳壳炒二钱　白芷六分　益母 草一钱　火麻仁炒去壳一钱

水煎温服。

催生立应散治难产及横生逆产。

车前子一两　当归一两　冬葵子三钱　牛膝二钱　白芷 三钱　大腹皮二钱　枳壳二钱　川芎五分　白芍一钱

水煎热，入酒少许，服立产。

夺命丹治妇人小产下血至多，子死腹中，其人憎寒，手指唇口 爪甲青黑，面色黄黑，或胎上抢心，则闷绝欲死，冷汗自出，喘满不 食，或食毒物、或误服草药动胎气，下血不止，胎尚未损，服之可 安，已死服之可下。

桃仁麸炒去皮　赤芍　官桂　白茯苓　丹皮各二分

为末，蜜丸弹子大。每一丸细嚼，淡醋汤下。速进 两丸，至胎腐烂腹中危甚，立可取出。

灸法治难产及胞衣不下。

于右脚小指尖头上即至阴穴，灸之灶如小麦大，三 五壮立下。

下死胎

平胃散一剂，半酒半水煎，入朴硝五钱，再煎倾出 候温服，其胎化为水而下。

坐草三四日不下，立下良方

蜜一盅　香油一盅　好酒一盅

三味合煎，产妇面东服。

横逆不顺，子死腹中

伏龙肝为细末，温酒调服一二钱，其儿带土而下。

催生下胎

鱼胶七寸，麻油灯烧过，为末，酒调服。

济阴返魂丹一名益母丸。

益母草紫花者于端午日或小暑或六月六日连根收采，洗净，透风处阴干，不犯铁器，以石臼捣为极细末，蜜丸如弹子大，每服一丸。

胎前脐腹刺痛，胎动不安，下血不止，水煎秦艽糯米汤，或当归汤下。

胎前产后，脐腹作痛作声，或寒热往来，温汤下。

临产并产后，各先用一丸，童便酒化下。定魂定魄，血气调顺，诸病不生，又能破血瘀、养脉息、调经络，功效不能尽述。

产后胎衣不下，血结胞中，及产前一切难产，横生不顺，死胎经日不下，胀满腹中，心闷心痛，炒盐汤下。

产后中风，牙关紧急，半身不遂，失音不语，童便、无灰酒各半下。

产后气喘咳嗽，胸膈不利，恶心，口吐酸水，面目浮肿，两肋疼痛，举动无力者，温酒下。

产后两太阳穴痛，呵欠，心怔气短，肌体羸瘦，不思饮食，血风身热，手足顽麻，百节疼痛，温米汤下。

产后眼前黑暗，血晕血热，口渴烦闷，如见鬼神，狂言不省人事，薄荷自然汁下。如无生者，用干薄荷煎浓汤，或童便、无灰酒各半下。

产后面垢颜赤，五心烦热，或结成血块，脐腰奔痛，时发寒热，有冷汗，童便、酒各半下或薄荷汤下。

产后恶露不尽，结滞脐腹，刺痛，恶物上冲，心胸满闷，童便、温酒各半下。

产后月内气血不通，喘嗽，四肢无力，临睡自汗不止，月水不调，久而不治则成骨蒸，童便、酒各半下。

产后鼻衄、口干、舌黑，童便下。

产后大小便不通，烦躁口苦者，浓煎薄荷汤下。

产后痢疾，米汤下。

产后泻血水，枣汤下。

产后赤白带下，胶艾汤下。

血崩漏下，糯米汤下。

乳吹痛或成痈，为末，水调涂孔上，及患处一宿自瘥。或生捣烂敷上亦可。

妇人久无子嗣，温酒化下。至十九丸、二十九丸，决有孕矣。

女金丹一名胜金丹，又名保坤丹，又名济阴丹。

金华香附一斤，拣净，童便浸十日，清水淘净晒干，砂锅炒黄　桂心五钱　当归身　白芍　白薇　白茯苓　白芷　丹皮　人参　甘草　玄胡索　川芎　没药　藁本　云白术　赤石脂火煅红，醋淬七日，各一两除香附、没药、赤石脂外，余用无灰好黄酒拌，闷一刻，晒干，和前香附、没药、赤石脂共为末拌匀，炼蜜为丸，重二钱，朱砂为衣，照引服。

临产清米汤调服一丸，助精神、壮气力，分娩自然顺利，难产者倍用。

产下，童便、酒各半，调服一丸，神清体健，无血崩之患。每日服一丸，过五日或十余日，气血完固，自然无他病矣。

血崩，童便加滚水，调服一丸至二丸，血即止。

血晕，川芎、当归煎汤调服一丸至二丸，即解。

惊风，防风煎汤调服一丸至二丸，即解。

儿枕痛，山楂煎汤，和砂糖调服一丸至二丸，即定。

呕吐，姜汤调服一丸至二丸，即止。

胞衣不下，炒黑干姜煎汤调服一丸至二丸，即下。

虚怯者，每日用滚汤调服一丸，至一月全愈。

胎不安，滚汤调服一丸，睡半日，其胎即安。受孕后即服不辍，保全足月，分娩无忧。不受孕者每日滚汤调服一丸，服至一月必然有孕。

吕祖临乩保产奇效方

当归一钱五分　川芎一钱五分　厚朴七分　菟丝子一钱四分　川贝母一钱　枳壳六分　羌活六分　荆芥穗八分　蕲艾五分　黄芪八分　白芍一钱二分冬月用一钱　甘草五分

加生姜三小片，水二碗，煎八分，温服。弥月，照分两先服一剂，临分娩急煎一服吃下，不惟催生，抑且可

278

保横生、逆生等难产。分两要准，药料要真，效验如神，妙难尽述。

神治死胎不下母气已息，惟心窝微热，不可惊吓及移动，此方治之可以立苏。

官桂三分　麝香六厘

用好陈酒煎数沸，以半碗稍温，加童便三匙灌下，以棉被裹包产妇，将其腿拍开，半时即生，半刻其母即苏。

立救生产艰难方

益母草三钱　归身一钱　枳壳六分　川芎六分　滑石六分　砂仁五分　紫苏三分　白茯苓七分　木通五分　甘草三分

水二碗，煎一碗，服后扶妇行数步，不论生至三昼五夜，并坏胎立下。如顺生者不用此方也。

加味济坤大造丸妇人服之，益气血、温子宫，种子奇方也。

紫河车一具，必须壮盛妇人头胎者佳，水洗去血，尽用砂罐隔箅四五根，用蒲包剪下底盛之，下用白酒蒸熟，不可着酒　人参一两五钱　当归　熟地各二两　山药　天门冬去心　牛膝酒浸洗各一两　黄柏酒炒褐色　杜仲姜酒炒去丝各八钱　麦门冬去心一两五钱　五味子五钱

虚汗多潮热加黄芪、地骨皮、知母各一两。脾胃弱久泻加白术一两、莲肉二两。血少惊悸少睡加酸枣仁一两、圆眼肉二两。以上共为末，捣紫河车为丸，空心下六七十丸。

产 后 门

产，非病也，因产而气血虚耗，此则产之病也。气血虚耗，则内之七情、外之六气皆得乘虚而为害，理当以补为先，但恶露未尽，补之亦能致害。丹溪曰："产后以大补气血为主。虽有他证，以末治之"，其言末治者，非竟弃之而不顾，不过以补气血为本耳。克领其旨，则知产之一道不可偏行，偏行则重损其真元，不可专补，专补则凝滞其瘀积。惟以行中带补，补里兼行，则真元固而瘀积消，其于产也，庶可万全，而无遗憾焉。如是则知有气毋专耗散，有食毋专消导，热不可轻用芩、连，寒不可轻用桂、附，寒则血块停滞，热则新血崩流。至若虚中外感，见三阳表证之多，似可汗也，在产后而用麻黄，则重竭其阳；见三阴里证之多，似宜下也，在产后而用承气，则重亡其阴。耳聋肋痛，乃肝肾恶血之停，休用柴胡。汗出妄言乃元弱似邪之证，毋同胃实。厥由阳气之衰，无分寒弱，非大补不能回阳而起弱。痉因阴血之亏，不论刚柔，非滋荣不能舒筋而活络。又如乍寒乍热、发作有期，名曰产蓐，其证类疟，若以疟治，迁延难愈。神不守舍，言语无伦名曰郑声，其状似邪，若以邪论，危矣，可必去血多而大便燥结，肉苁蓉加于生化，非润肠承气之能通。患汗多而小便短涩，六君子汤倍多参、芪，必生津助液之可利。加参生化频服，救产后之危，长生活络，屡用苏绝谷之人。癫疝脱肛，多是气虚下陷，补中益气之剂。口禁拳挛，乃因血燥类风，加参生化之汤。产户入风而痛甚，宜服羌活养荣汤。玉门伤冷而不闭，洗宜床、菟、荑、硫辈。怔忡惊悸，生化汤加定志。似邪恍惚，安神丸助归脾。因气而满闷虚烦，生化汤木香为佐。因食而吞酸恶食，六君子加神曲、麦芽为良。夫苏木、棱、蓬，大能破血，青皮、壳、实，最消胀满，一应耗血散气之剂，汗吐攻下之策，可施于少壮，岂宜于胎产？大抵新产之后，先问恶露如何，块痛未可遽加芪、术，痛止补中益气无疑。至若亡阳汗脱，气虚喘促，频服加参生化，是从权也。又以阴亡大热，血崩厥晕，速煎生化原方，乃救急也，王太仆云："治下补下，制以缓急"，缓则道路远而力微，急则气味厚而力重。故治产当遵丹溪，而固本服法宜效太仆而频加。凡任生死之权术，须著意以拯危，欲求俯仰之无愧，用存心于爱物。此虽未尽医产之详，然所闻一证皆援遐迹，治验为据，编之于集，未必无小补云尔。

产后恶露作块而痛_{血块者}，乃孕成余血之所积也，行之有常曰经，有孕则经不行，注于胞中，以护胎元，一月名"始胚"，二月名"始膏"，三月始成形而名"胎"，方受母之荫庇，胎形尚小，食母血尚有余计，前两月久积于胎中，月久成块，至产随儿而下，若产后调护失宜，则血块凝结不行而痛矣，名曰儿枕，世多专用耗散，然后议补，又有消补混施，终无成效，不知旧血虽当消化，新血亦当生养，攻旧则新者亦不宁矣。世以济坤丹及回生丹以攻血块、下胞落胎，虽见速效，而元气未有不亏损者，即平安产妇，亦毋视为良剂也。如恶露日久不散，多因调护失宜，寒气入腹以致凝结成块，虚证百出，腹痛身热骨蒸，食少羸瘦，五心烦热，寒热似疟，月水不行，两肋串痛，或作雷鸣嘈杂，眩晕，用补中益气汤送丹溪三消丸，或用生化汤以助血兼行。

产后血崩，烦躁不宁，目暝似邪，言语不正，此气脱也，速服生化汤。头煎随进定志养荣汤，毋信邪以惊之。

产后妄见妄言，由血气大虚，精夺神昏，妄有所见而妄言语也，轻则睡中呢喃，重则不睡亦语。又或五痰乘虚，客于中焦，以致十二官各失其职，视听言动皆有虚妄。毋认为鬼邪而误用符水，以致不救，丹溪曰："虚证有似邪祟也"，余屡治此证，服药频数，方得见效。若产后血崩气脱，昏乱将绝，或晕厥牙关紧闭，速煎返魂汤灌之。如气欲绝药不得下，将鹅毛管插入喉中灌之，须臾腹渐温暖，频服生化汤，再用热手从单衣外由心揉至腹，又时换热衣以暖之。

产后半月内，寒热往来似疟者，名曰产蓐，此由气血并竭而致阳虚则发寒，阴虚则发热，加减生化汤主之。产已及一月者，用人参养胃汤，或参术膏以补之仲景曰"伤寒往来寒热，一日二三度而发，乃阴阳俱虚，不可更发汗，或更下更吐也"，与此意同。

产后头痛发热，气急有汗，或喘甚，脉按之而微弱者，是气血暴竭，或坐褥久劳所致也，急服生化汤加杏

282

仁、黄芪、枣仁、麦冬，渐加参以治之。

产后手足冷，发厥，由阴气虚致阳气亦虚，故手足冷而厥也。经曰："阳气衰于下则为寒厥，厥气上行，满脉去形。"盖逆气上满于经络，则神气浮越，去身而散也，用生化汤加人参黄芪，厥回而痛块未除，暂解参、芪，以除块痛，块痛除仍加参、芪以补气。

产后汗多而项强口噤，牙紧筋搐类痉者，慎勿作痉治，经曰："汗本亡阴，阴亡阳亦随而亡"，故曰："汗多亡阳"，产后血脱多汗，是亡阴阳之危证也。生化汤加人参二钱、黄芪一钱、麻黄根一钱、天麻一钱、防风三分、枣仁一钱、荆芥四分、枣三枚，水煎服，外时用醋炭以防晕。

产后七日内，外感风寒，咳嗽，鼻塞声重，恶寒，宜生化汤加杏仁、桔梗，痰多者加天花粉丹溪曰"产后不可发表"。

产后膨胀者，多由产妇虚弱，临产倦劳，心膈不舒，胃虽纳谷，脾难转输，以致中虚而成也。亦有因伤食而误专消导，因气郁而误专耗散，因多食冷物而停滞恶露，因血少便难而误下攻克，胃气益损，满闷日增。盖产后气血两虚，血块消后，便当大补，以扶真元，故消导佐于补中汤内，则脾强而所伤之食消，利气臣于生血，而兼行血之中，则大便自通而恶露自行矣。屡见误用消食耗气下药，以致绝谷者，误用长生活命丹，以致膨胀者，须急服大补之剂，以救将绝之气血，锅焦粉调独参汤主之。如产后脾胃虚弱，四肢浮肿者，补中益气汤加五皮散。

产后七日内外，患赤白痢疾，里急后重，最为难治。欲调气行血，推荡利邪，则重损其元；欲滋荣益气，大补产虚，则益助其邪，其行不损元、补不助邪者，惟生化汤去干姜加木香，则并治而不悖也。如患褐色而里急后重者，为热，用加味香连丸；患黄色而气少腹胀者，为虚，补中益气汤加木香、肉果；纯赤而去血过多，久而不愈者，为虚热，香连丸一钱、人参五钱为末而同服之。噤口痢者，为风热血虚而火炽之也新产血虚，则火无制，外热之邪助火为害，热极而风生也，故口噤，亦用香连丸，或用人参、黄连浓煎，加姜汁细细服之。大抵产后痢疾或泄泻者，多由饮食伤脾而得，用生化汤或六君子汤加减以治之伤面食者加麦芽，停谷者加谷芽，停肉食者加山楂、砂仁、神曲。泻痢完谷不化，及久泻不止，肛门如脱者，责之胃气虚寒，用六君子汤加肉果、木香块痛未瘥，则仍服生化汤。

产后乳上生痈，已破出脓，寒热往来如疟，发作无期，不可作疟治，不可全用攻毒消痈之药，用补气血药中佐金银花，以败余毒可耳未成脓服瓜蒌乳香散，已成脓服排脓回毒散，脓出后服十全大补金银花散。

产后大便不通，因产妇虚弱，血少阳燥之故也，生化汤加麻仁以润之五仁丸亦可。服归、芎以斤数，则血旺气顺而便自通矣虚者加人参二三钱。

产后小便不通，因亡津液而气虚之故也，用生化汤加人参三钱、茯苓一钱、泽泻五分、灯草三十茎。

284

产后诸证兼呕吐者，生化汤加藿香五分；痰多者加橘红五分、竹沥半酒盏、姜汁二匙、杏仁二十粒、半夏八分制；发渴者，加生脉散渴甚者，以独参汤代茶饮之；嗽甚者，加杏仁十粒、桔梗五分；手足冷、口气渐冷者，加熟附子五分、人参二三钱；泻久不止加莲子十四粒。

产后误用寒凉，致胃气大败，呕不能食，服药即吐者，用人参二三钱，加姜三片、白米一大撮，或用锅焦粉，人参汤调下，以安胃气。若块痛未除，当须重痛，以安胃行血汤主之。

产后育子乳少，勉强乳子，致母子俱疲，食日减少者，急须断乳以服补剂。

产家调护法

冬月及春初，天气凝寒，宜闭密室户，四围置火，常令温暖，下部不可去棉，免胎寒血结，致难产胞停之患。

产毕未可上床，两人扶住，令人从心下轻轻揉按至脐腹间五六次。上床后虽睡时，亦宜时常揉按，使血露不滞。

腹中用小衣烘热温之，虽暑月不可单被，若失护盖以致腹寒，则血块不行而作痛矣。

产儿下地即服生化汤一剂，饥甚食白粥一盏，不可过饱，少顷再进生化汤。俟两剂共三煎之后，方可进饮食。

胞衣不下，乃产母无力故也。或有经时停久，外乘冷气，血道凝涩而不下者。又有产母胎前素弱，血气衰涸而衣停者。此时产妇不可卧倒，须先断脐带，用草鞋坠之。如寒月则用火笼被中，倚人端坐，时换热衣暖之，使气血复和，衣自下矣。又多服生化汤，兼送益母丸一法也，次用鹿角灰二法也。济坤丹下胎极速，但可服至两丸而止。如圣膏不得已而用之，以蓖麻子二两、雄黄二钱，二味研成膏，涂足心，衣即下。衣下速去膏，迟则肠出。若肠出，则以膏涂顶心，肠即入，肠入速去膏，迟则上攻其心，不可轻用。

胞下后须服生化汤两三盏，以防虚，不可厌药之类也。

产母虚甚，须烧秤锤，淬醋中，以防血晕。

产后月内毋多言，毋劳女红针指，百二十日内切不可劳力过度。

七日内毋梳头以劳神，毋勉强早起致冒风寒。七日内切不可洗下部，七日外方可于床上温水坐洗，满月后方可梳头洗澡，暑月毋用凉水以洗手足。

产后饮食之忌

产毕毋食牛、羊、猪肉、鹅、鸭、鸡子、面物，以虚人难于消化也。

毋食凉粉、绿豆粉、荞麦面。

毋食胡椒、艾、酒，血块虽得热流通，新血亦不宁矣。

毋食梨、藕、橙、柑、冷果，并冷茶、冷水，以致血块凝结。

毋食橙丁、橘干，致损气血。

286

俗用姜数片以消血块，发热亡血，以致危证。

产后用药之忌

产后误用耗气顺气等药者，反增饱闷，虽陈皮不可用至五六分，人皆不知此弊。

误用消食药者，多损胃减食，致不进饮食。

因身热误用芩、连、栀、柏，损胃增热，致不进饮食。

三日内未服生化汤以消血块，毋骤用参、芪，至块不除，毋用地黄，以滞血路，毋用枳壳、枳实、香、砂、牛膝，以消血块，毋用大黄、芒硝，以通大便，致泻不止，甚则成臌胀，毋用三棱、蓬术、牛膝以行血块，新血亦损，毋用四物汤以理产盖地黄性寒滞血，芍药酸寒无补故也，毋用山楂一味以攻血块，致成危证。毋信《产宝百问》及《妇人良方》。

脉候

洪数浮代弦实者死，沉细微弱缓涩者生。

死候

大汗不止者死。泻痢不止者死。连热不退者死。呕吐不休者死。饮沸水不知热者死。瘛疭搐逆者死。角弓反张者凶。噤口痢者凶。身壮热者凶。恶露不行，服生化汤不效者死。引饮不休者死。

产后门方

生化汤

当归八钱　川芎四钱　桃仁十粒去皮尖，双仁者勿用　甘

287

草炙五分　　干姜四分炒黑存性

水二盅，煎七分，临服加好酒六七茶匙，稍热服。

生化汤者，因药性功用而立名也。夫产后虽血块当消，新血宜生，若专消则新血不宁，专生则旧血反滞。考药性芎、归、桃仁三品，善破恶血，骤生新血，佐以炙黑干姜、甘草引三品入肺肝，生血理气，五味共方，则行中有补，化中有生，实产后之圣药也，故名生化汤。凡病多起于气血之衰，气血之衰，产后尤甚，故丹溪论产，必当大补气血为先，虽兼他证以末治之。故有外感风寒之邪，有头疼发热恶寒之证，亦惟重产。且生化汤中有姜、有芎，再佐之以表剂，极为稳当，专门伤寒者，慎勿以发散为事。若能以生化汤中扩而克之，立方用药，庶治产可以无大过矣。

凡有孕至七八个月，预置生化汤两三帖。至胞衣一破，速煎一帖，候儿下地即服，渣并后帖，再煎两帖，共三煎。要一个时辰之内未进饮食之先，相继煎服。若下焦恶露未行，必须多服，多服则瘀血速化，而新血骤长。不论正产小产，以及少壮产妇，平安无恙，俱宜服两三帖，以消血块、生长新血，自免晕证，其胎前素弱，产后劳倦，又当再置数帖，以防怠倦。且产妇服一帖便增精神几分，不厌药之频也。若虚人见危证及热证，堕胎或劳甚，身热头痛，服药四五帖，虽稍安未除血痛，又当再置服之。

新产后三日，服生化汤二三帖，痛块未除，再照前方服几帖，自然块消痛止，新血长旺，精神自复矣。

288

产后七日内，血块未除，人参缓用，遇危急则非参不救。如病势有生意，又当减参，但服生化汤原方。

世人治产，疑人参助喘而不肯用，多致不救。今加芎、归于汤内，万全无失。庸医阻误病家，即有少用参而多加陈皮、枳壳监制之，反从耗气，切不可信。

产妇血气虚脱，或晕，或厥，脉脱，或形色脱，或血崩，或口气渐冷，或浸浸然汗出，或神昏，或身热，或烦渴不止，或气短，或喘急，或胎前泻产后不止，咽塞不舒，毋论才分娩或一二日内块痛未止，从权多用参、芪于生化汤内，以拯危急。肥人有痰或暴怒卒中，生化汤内加竹沥、姜汁。

治产后诸危急证，一日一夜，必须频服加参生化汤三四帖。若照常证，今日一贴，明日一贴，岂能接将绝之气血，救危急之证哉？

十全大补汤治正产之后，气血虚耗，小产同用。

人参　黄芪　白术　白芍　茯苓　熟地　当归　川芎　甘草各等分　肉桂二分丹溪曰"产后宜大补气血，虽有他证，以未治之"

独参汤治产后血晕，不省人事。

人参二两

水一升，煎半升，温服。身热气急者加童便一盏，身寒气弱者加附子三钱，血奔心者加红花一两。

血晕者，下血过多而眩晕也，不省人事者，气血大脱而神不用也，故用人参甘温益元之品以主，此药可以固气，可以生血，可以益元。

醋炭熏鼻法

凡血晕不省人事者，急烧炭火以酽醋沃之，使醋气熏蒸入鼻，则能收敛神气，自然精爽。

红花酒治胞衣不下。

红花一两炒　清酒五爵

沃之温服。

胞衣不下者，气虚而瘀血盈于胞也，故用清酒壮其气，红花败其瘀。

猪肾汤治产后蓐劳。

猪肾一具　白糯米三合　淡豉五合　葱白一斤　人参当归各二两

蓐，产中之名也，产中虚羸喘乏，乍寒乍热，病如疟状，名曰蓐劳，此是虚乏气血不相顺接，虚故乍寒，壅故乍热，寒热无时休息，证状似疟，实非疟也，治宜大补气血，使其气血顺接，则病愈矣，故用人参补气，当归补血，糯米益胃，葱、豉醒脾，而猪肾者，取其以类相从，能补系胞之区也。

独活汤治产后中风，口噤背反。

独活　生姜各五钱　防风　秦艽　桂心　白术　甘草当归　附子各二钱　葛根三钱　防己一钱

古人十剂作一服。

产后气血俱虚，易受风寒，风伤乎筋则痉，寒伤乎筋则痛，故令口噤背反，是方也，独活、防风、秦艽、葛根、防己，疏风药也，桂心、附子，驱寒药也，风去则筋不痉，寒去则筋不疼，乃当归者，所以养血于驱风之后，生姜、白术、甘草，所以调气于散寒之余，必欲养血调气者，产后不忘其虚也。

失笑散治产后瘀血不行，心腹绞痛，或血奔心窍，不省人事，及少腹疼，手按之而痛甚者。

五灵脂炒　蒲黄炒，各一钱五分

酒煎热服。

清神返魂汤治产后晕厥危证。

川芎二钱　当归四钱　甘草五分　人参一钱　荆芥　干姜各四分　桃仁十粒　肉桂五分　枣一枚

生化安神汤治产后三日内血块未除，妄言妄见。

川芎　茯苓　枣仁各一钱　当归四钱　桃仁十粒　甘草　干姜各四分　枣二枚

水二盅，煎六分，食远稍热服。

益荣安神汤，即定志养荣汤治产后三日内外血块不通，患妄言妄见证，若此证虚极，服药但平稳，未见大效，俟药力克足，顿除诸证，曾服二十帖而全效。

川芎一钱五分　当归三钱　茯苓　人参　柏子仁　枣仁各一钱　甘草五分　圆眼肉八个　陈皮去白三分　竹肉二团

水煎服。汗加黄芪一钱、麻黄根一钱，泻加白术一钱五分，痰加竹沥一小酒杯、姜汁一匙，大便不通加麻仁一钱五分，切不可用大黄。

升举大补汤治产后血崩，并老壮妇人血淋。

白术三钱　人参二钱　当归二钱五分　熟地黄二钱　黄芪一钱　甘草五分　升麻　荆芥　白芷　陈皮　川黄连炒

黄柏炒褐色　羌活各四分　防风三分

　　口燥加麦冬一钱、五味子十粒。泄泻不用黄柏，加泽泻五分、莲子十粒。痰加半夏一钱。白带多加半夏、苍术各一钱。

　　加味生化汤治产后感冒风寒，咳嗽，鼻塞声重。

　　川芎一钱　当归二钱五分　甘草　干姜　桔梗各四分杏仁十粒　知母八分

　　有痰加天花粉，虚弱有汗，咳嗽加人参一钱。

　　加参宁肺生化汤治虚弱产妇旬日内感患风寒，声重有痰，或身热头痛，或汗多。

　　川芎　白芷　知母　诃子皮　瓜蒌仁各一钱　当归三钱　生地一钱　款冬花六分　兜铃　桔梗　甘草各四分

　　安胃行血汤产后胃气不和，呕吐不止，全不纳谷，若七日内块痛未除，虽日久不食，须当重块，以服此方。

　　人参　川芎各一钱　当归四钱　干姜　甘草各五分　砂仁　藿香各四分　生姜一片

　　有汗不可用姜。

　　加减六和汤七日内服生化汤三四帖，块痛已除，呕不纳谷，当服此方。

　　川芎　当归　茯苓　人参各一钱　山药一钱五分　干姜　白豆蔻　甘草各四分　藿香　陈皮各三分

　　呕止减豆蔻。

　　又方

　　人参　当归　茯苓　白扁豆各一钱　陈皮　藿香　丁香各三分　甘草四分　白术一钱五分　姜一片

292

呕止减丁香，受寒加吴茱萸。

补中和胃汤产后呕吐，服前三方而胃和，呕止痛止，但气血不足，食少，宜服此方。

人参　白术　当归　白扁豆各二钱　茯苓一钱　甘草　陈皮　干姜各四分　山药一钱

加味补中益气汤

人参　芍药　黄芪各一钱　白术二钱　当归三钱　甘草　陈皮各四分　姜一片

丹溪三消丸治妇人死血、食积、痰三等块。

黄连一两，用吴茱萸四钱煎汁去渣，浸黄连，炒燥，又用益智五钱同炒，去益智　萝卜子炒一两五钱　台芎　桃仁　山栀子麸炒黑去麸　三棱　莪术并醋炙各五钱　香附一两童便浸炒　山楂肉一两

各为末，蒸饼为丸，食远用，补中益气汤送下五六十丸，或用白术三钱、陈皮五分，煎汤送下亦可。

加减生化汤治产后半月内外类疟。

人参　川芎　白术各一钱　当归二钱　甘草三分　茯苓　藿香各八分　青皮三分　乌梅一个

渴加麦冬一钱、五味子十粒，痰加半夏七分、生姜三片。汗多加黄芪、酸枣仁各一钱。

加味人参养胃汤治产后一月之内疟疾，并用参术膏。

人参一钱五分　白术　当归各二钱　草果三分　茯苓　半夏各一钱　甘草　青皮各四分　藿香五分　乌梅三个

再用白术四两洗净剉烘干、参四两，水六碗，各煎取半碗。如法再煎三次，去渣取汁，共四碗。再熬至一碗。

每日服半酒杯，白汤下。

瓜蒌乳没散治一切无名肿毒，对口发背，具神效，若胎前生痈，照方煎服亦效。

瓜蒌一个连皮捣碎　当归一两五钱　金银花三钱　白芷一钱　青皮　乳香　没药　甘草各五分　蒲公英五钱

酒水各一碗，煎一碗服。

十全大补汤产后乳痈脓出后，虚弱甚者服之。

人参　白术　熟地黄　黄芪各二钱　茯苓　川芎各八分　金银花　当归各三钱　甘草五分

泄泻加莲子十粒、肉果一个，渴加麦冬一钱、五味子十粒。

又方产后乳生痈，已破出脓，寒热往来，如疟一日一发，或日发两三次，或二日一发，不可作疟治，不可全用攻毒消痈等药，当补气血，少佐金银花消毒之剂以败余毒。

生黄芪　金银花　茯苓各一钱　人参　生地黄　白术各二钱　甘草　连翘各四分　当归二钱　青皮三分　白芷五分　乌梅一个　枣一枚

益气汤治产后中气不足，中满或嗳气虚饱，及误服顺气耗气药，致成膨胀危急证。

人参二钱　白术　当归各三钱　茯苓一钱五分　甘草三分　川芎　芍药各八分　陈皮　萝卜子　厚朴各四分　苏梗　木通各五分　大腹皮六分　木香磨二分

健脾汤治产后伤食，误服消导药，多致成胀满，或肋下有积块证。

人参　白术　当归各二钱　茯苓　白芍药　神曲各一

294

钱　甘草二分　川芎七分　大腹皮　陈皮各四分

腹肋痛或块痛加砂仁五分，伤面食加麦芽五分，伤冷粉、梨、橘，腹大痛加吴茱萸一钱。

养生化滞汤治产后大便不通，误服大黄等药，致成膨胀，或腹中血块痛不止。

人参　川芎　白术　茯苓各一钱　当归四钱　陈皮四分　甘草二分　桃仁十粒　香附三分　大腹皮五分　肉苁蓉去甲酒洗一钱五分

如胀甚加人参三四钱，血块痛就将此汤送三消丸。

以上三方大率相同，可以通用，遵丹溪方而加减者，屡治屡验，常治误用大黄多者，服参、归至半斤以上，大便方通，肿胀渐退。

助血润肠丸治产后大便不通，并误下成胀等证。

川芎一钱　当归四钱　桃仁十粒　甘草五分　麻仁炒一钱五分　陈皮四分

血块痛加肉桂、玄胡索各五分。气虚多汗加人参一二钱、黄芪一钱。汗多而渴加人参一二钱、麦门冬一钱五分、五味子八粒。

便结导引法大便燥结十日以上，肛门必有燥粪，宜用导引之法。

好蜜二三两

火炼蜜滚至茶褐色，先用湿桌，倾蜜在桌上，用手作如枣样，插入肛门，待欲方便，去其枣。或用麻油，口含竹管插入肛门内，吹入油四五口，腹中屎和即通。猪胆亦可引导。

参苓莲子饮治产后脾泄不止，并治年久不止脾泄证。

人参 白术各二钱 白芍药八分 当归一钱五分 白茯苓一钱 甘草炙四分 升麻 陈皮各三分 山药一钱 莲子十二粒

姜水煎服，就取莲子送药。大忌房劳火动。年久脾泄，须服百余帖。甚者腹痛，加炙黑干姜五分。虚加人参三四钱。如有热，毋用栀、柏、芩、连，合后二方治血崩脾泄，活人多矣。

产泻方治产后脾胃虚，产毕即泻。

先服生化汤一帖后，即加茯苓一钱五分、肉果一个面裹煨去油、桃仁十粒、诃子皮一钱、莲子十粒、姜一片。

服二帖后不止，加人参一二钱。小便不通，因亡津液，毋利水。渴加麦门冬一钱、五味子十粒、人参一二钱。

参苓生化汤治胎前久泻，产后不止。

川芎 山药 诃子皮，各一钱 人参 当归各二钱 干姜 甘草各五分 茯苓一钱五分 肉果制一个 莲子七粒 糯米一撮

产妇虚脱，权服此方，以扶其虚，而块痛不止，则减肉果，以止其痛。虚甚加人参三四钱。

产后七日外，血块尚痛，亦服此方。血块不痛，加白术二钱、陈皮三分。泻兼热，毋用芩、连、知、柏。痰毋用半夏、生姜。泻而渴用生脉散以回津液。

香连丸治产后痢。

川黄连六两，吴茱萸汤浸炒 木香二两四钱忌火 石莲肉四两

296

虚者加人参四五两，炒米煮糊为丸，如梧桐子大，每服一钱。生化汤去干姜，加金银花二钱送下，日二服。若非噤口痢，去石莲肉。

加参四物汤治产后血痢久不愈，属阴虚者。

四物汤加人参

产痢方产后半月外，患赤痢后重，可服此方。

川芎　白芍药酒炒　茯苓各一钱　当归三钱　黄连姜汁炒六分　枳壳五分　甘草四分　木香三分

产后补剂产后乳少，无钱僱乳母，勉强乳子，致母子俱疲瘁，日食减少者，急速断乳，用此补剂。

人参二三钱　川芎　当归　黄芪　麦门冬各一钱　甘草五分　五味子十五粒　熟地黄　白术各二钱　陈皮四分枣二枚

若发热兼作骨蒸，服紫河车丸。惊悸有汗，加枣仁一钱。

当归补血汤加葱白方治产后无乳。

当归二钱　黄芪一两　葱白十茎

乳者，气血之所成也，故气血充盛之妇，未尝无乳，凡见无乳者，皆气体怯弱之妇也，是方也，用当归黄芪大补其气血，此养乳汁之源也，葱白辛温，直走阳明，阳明达于乳房，故用之为使，此通乳汁之渠也，如依古方，用猪悬蹄漏芦辈亦可。

免怀汤可摘乳。

当归尾　赤芍药　红花酒洗　牛膝酒洗

妇人之血，下则为月，上则为乳，欲摘乳者，通其月事，则乳下行，免乳胀之苦矣，是方也，四味皆下行导血之品也，以故用之名曰免怀者，子生三年然后免于父母之怀也。

下　学

胎元

男为阳火也，女为阴水也。以男子火中之水，合女子水中之火，水火既济而孕乃成。男子力旺，女子力弱，火中之水冲入水中之火，一阳二阴，而成男坎之象也。男子力弱，女子力旺，水中之火分破火中之水，一阴二阳，而成女离之象也。

养胎

一月之时，母之足厥阴脉养之肝，二月足少阳胆，三月手少阴心，四月手少阳三焦，五月足太阴脾，六月足阳明胃，七月手太阴肺，八月手阳明大肠，九月手少阴肾，十月足太阳膀胱。

先天后天

五脏六腑、百骸九窍，各有先天，肾为生生之本，故肾为先天之本。亦各有后天，脾为养生之本，故脾为后天之本。

十二经

肺，手太阴脉出于手大指，次指内廉，大肠，手阳明脉起于手大指次指之端，胃，足阳明脉出于足大指之端，脾，足太阴脉起于足大指之端，命门，手厥阴脉出于手小指次指之端，三焦，手少阳脉起于手小指次指之端，心，手少阴脉出于手小指之内，小肠，手太阳脉起于手小指之端，膀胱，足太阳脉出于足小指外侧，肾，足少阴脉起于足小指之下，胆，足少阳脉出于足大指之三毛，肝，足厥阴脉起于足大指丛毛之际。

三阳所属

背属足太阳膀胱，胸属足阳明胃，两肋属足少阳胆。

三阴所属

脐以上属足太阴脾，当脐属足少阴肾，脐以下属足厥阴肝。

五行

肝属木，心属火，脾属土，肺属金，肾属水。

五色

青属肝，赤属心，黄属脾，白属肺，黑属肾。

五方

东属肝，南属心，中央属脾，西属肺，北属肾。

五味

酸属肝，苦属心，甘属脾，辛属肺，咸属肾。

五音

角属肝，徵属心，宫属脾，商属肺，羽属肾生于角，死于羽。

五毛

发属心，眉属肝，睫眼毛属脾，井窜鼻毛属肺，须属肾。

五司

肝司筋，心司色脉，脾司肌肉、四肢，肺司皮毛，肾司骨。

五液

肝主泪，心主汗，脾主唾，肺主涕，肾主二便，总司五液。

外候

肝候目，心候舌，脾候口，肺候鼻，肾候耳。

五余

甲乃筋之余肝，发乃血之余心主血，故为血之余，唇乃肉之余脾，毛乃皮之余肺，齿乃骨之余肾。

五脏所藏

肝藏魂，心藏神，脾藏意智，肺藏魄，肾藏精志。

四时

肝属春，心属夏，脾属至阴即长夏也，并四季十八天之末，肺属秋，肾属冬。

六气

风入肝，火暑入心，湿入脾，燥入肺，寒入肾。

七情

怒伤肝，惊喜伤心，忧思伤脾，悲伤肺，恐伤肾。

七情所胜

悲胜怒金克木也，恐胜喜水克火也，怒胜思水克土也，喜胜悲火克金也，思胜恐土克水也。

三焦

自头至髑①骭心坎曰上焦，自髑骭至脐曰中焦，自脐至足曰下焦。

七冲

唇曰飞门，齿曰户门，喉曰吸门，胃之上口曰贲门，小肠上口曰幽门，大肠上口曰阑门，肛门曰魄门。

口鼻之气

鼻气通天上行，口气通地下行，二气先合乎胃而后分。

呼吸

气出曰呼，心肺主之，气入曰吸，肝肾主之。总司呼吸而使令出入者，脾也。

十二官

肺者相傅之官，治节出焉。大肠者传导之官，变化出焉。胃者仓廪之官，五味出焉，水谷气血之海也。脾者仓廪之官，五味出焉，闻声则动，动则磨脾而主运化。命门者臣使之官，奔驰出焉。心者君主之官，神明出焉。小肠者受盛之官，化物出焉。膀胱者州都之官，津液藏焉，气化则能出矣。肾者作强之官，伎巧出焉。三焦者决渎之官，水道出焉。胆者中正之官，决断出焉，主藏而不主泻。肝者将军之官，谋虑出焉。

---

① 髑：音和，肩骨意。

君火相火

君火惟一，心火也。相火有二，胆与命门之火也。胆曰雷火，命门曰龙火胆附于肝，东方震雷之象，故曰雷火，命门居北方，坎水之中，龙潜海底，故曰龙火。

气血

气行六腑，血归五脏。

气血左右

肾水生肝木，肝木生心火，三部皆属血脏。血者，肝也，故左属血。心火生命门火，命门少火生脾土，脾土生肺金，三部皆属气。主气者，肺也，故右属气。

营卫

营以营血，卫以卫气。气昼行阳一百八十度，入酉而交。营血夜行阳[①]一百八十度，入卯而交。卫气昼行于阳，夜行于阴。血夜行于阳，昼行于阴。

阴阳

背为阳，腹为阴；上为阳，下为阴；左为阳，右为阴；表为阳，里为阴；六腑为阳，五脏为阴；火为阳，水为阴；气为阳，血为阴；卫为阳，营为阴；瘄为阳，瘄为阴；子初为一阳始生，午末为一阴初发；昼为阳，夜为阴。

天干所属

甲乙木甲胆，乙肝，丙丁火丙小肠，丁心，戊己土戊胃，

---

① 阳：恐为"阴"之误。

己脾，庚辛金庚大肠，辛肺，壬癸水壬膀胱，癸肾。

以脏期之

肝之病庚日笃，辛日死，心之病壬日笃，癸日死，脾之病甲日笃，乙日死，肺之病丙日笃，丁日死，肾之病戊日笃，己日死。

五脏受时

寅卯肝木，巳午心火，辰戌丑未脾土，申酉肺金，子亥肾水。

十二时气血所注

子胆，丑肝，寅肺，卯大肠，辰胃，巳脾，午心，未小肠，申膀胱，酉肾，戌命门，亥三焦。

五运所化

甲己化土，乙庚化金，丙辛化水，丁壬化木，戊癸化火。

六气司天

子午年，少阴君火司天阳明燥金在泉，卯酉年，阳明燥金司天少阴君火在泉，丑未年，太阴湿土司天太阳寒水在泉，辰戌年，太阳寒水司天太阴湿土在泉，寅申年，少阳相火司天厥阴风木在泉，巳亥年，厥阴风木司天少阳相火在泉。

六气所交时日

厥阴风木大寒日起，惊蛰末止，少阴君火春分日起，立夏末止，少阳相火小满日起，小暑末止，太阴湿土大暑日起，白露末止，阳明燥金秋分日起，立冬末止，太阳寒水小雪日起，小寒末止。

五脏苦欲补泻

肝苦急，急食甘以缓之，肝欲散，急食辛以散之川芎，以辛补之以所欲即名补，以酸泻之不可过散，必以芍药之酸收之，虚则补之。心苦缓，急食酸以收之，以咸补之泽泻，以甘泻之参、芪之甘益元气，而虚热自退，故名为泻，虚则补之。脾苦湿，急食苦以燥之白术，脾欲缓，急食甘以缓之，以甘补之，虚则补之人参。肺苦气上逆，急食苦以泄之黄芩，肺欲收，急食酸以收之白芍，以辛泻之桑皮，以酸补之五味子，虚则补之参、芪。肾苦燥，急食辛以润之知母，肾欲坚，急食苦以坚之黄柏，以苦补之地黄，虚则补之。违其性则苦，遂其性则欲。本脏所恶，即名为泻；本脏所欲，即名为补。

五味之性

水曰润下，润下作咸。火曰炎上，炎上作苦。木曰曲直，曲直作酸。金曰从革，从革作辛。土曰稼墙，稼墙作甘。苦者直行而泄，辛者横行而散，酸者束而收敛，咸者止而软坚。甘之一味，可上可下，土位居中而兼五行也。淡之一味，五脏无归，专入太阳而利小便也。

色诊察气望色，名曰色诊。

赤欲如绵裹朱，不欲如赭；白欲鹅毛，不欲如盐；青欲如苍璧之泽，不欲如蓝；黄欲如罗裹雄黄，不欲如黄土；黑欲如重漆，不欲如地苍。青色者，其脉弦也；赤者，其脉钩也；黄者，其脉代也；白者，其脉毛；黑者，其脉石。见其色而不得其脉，反得其相胜之脉则死矣。得其相生之脉，其病已矣。肺病者，喘息鼻张。肝病者，眦青。脾病者，唇黄。心病者，舌卷短、颧赤。肾病者，颧与颜黑。青黑为痛，黄赤为热、为风，白为寒。其色上行者，病益甚。其色下行，如云彻散者，病方已。

色脉生克

左颊主肝，右颊主肺，额上主心，鼻主脾，颐主肾。色与脉相克者凶，如脉见西方之涩，而色见南方之赤，是色克脉也，如脉见西方之涩，而色见东方之青，是脉克色也余脏准此。色与脉相生者吉，如脉见西方之涩，而色见中央之黄，是色生脉也，如色见西方之白，而脉见中央之缓，是脉生色也余脏准此。然更有别焉，色克脉者，其死速，脉克色者，其死迟，色生脉者，其愈速，脉生色者，其愈迟。经曰："能合色脉，可以万全。"

死色

两颧赤色大如拇指，黑色出于天庭，黑色起入目及口鼻，三日死。唇口红如马肝，鼻准与面白如枯骨，太阳或口角青如蓝叶，鼻如黄土，两耳黑如烟煤，久病耳目颧骨赤者，五日死。病人目无睛光，若土色者，四日死。病人面上及口唇青黑者死。病人及无病人，面如马肝色，望之如青，近之如黑者死。

死象

头倾视深，背曲肩随垂同，腰直，不能转摇，膝不能屈伸，行则偻俯，不能久力，行则振掉。

正治

热者寒之，寒者热之，滑者涩之，壅者疏之，虚者补之，实者攻之，升者降之，陷者提之，用热远热，用寒远寒。

反治

以痰治痰，以火降火，热因寒用，寒因热用，通因通用，塞因塞用，壮水之主以制阳光，益火之原以消阴翳。

旁治

虚则补其母，实则泻其子。

偏治

血脱者补气，气血俱要，补气在补血之先。阴阳并需，养阳在滋阴之上。

独治

其病在阳，毋犯其阴。其病在阴，毋犯其阳。在气分者，勿伤其血。在血分者，勿损其气。

急治

病发于不足，标而本之，先治其标，后治其本即急则治其标也。

缓治

理虚恒难，匪朝伊夕，悠久成功。

大小治

大病则用之以大药，小病则用之以小药。

上下治

道之近者，制小其服。道之远者，制大其服。

表里治

邪在于表，毋攻其里。邪在于里，毋解其表。

冷热治

治寒以热，凉而行之。治温以清，热而行之即热药冷服，冷药热服之意也。

隔治

肾虚补脾，脾安则肾愈安。脾虚补肾，肾安则脾愈安之类。

停治

开之，发之，适事为故即仲景所谓不可服药，听其自愈也。

强治

暴者夺之。

从治

必伏其所主而先其所因，寒者热之，热者寒之，微者逆之，甚者从之。逆者正治，从者反治。从少从多，观其事也。

跋

　　吾夫子，神于医而誓不行道。世多有以尤夫子者，不知夫子之乐于授人，诲而不倦，较诸以身济世者，功相什百。夫子存是志而著《医林一致》以授及门。而胡子文思、予延昆仲曰："吾二人者，拘于世务，习之未必能成，成之未必得行，可奈何？"乃延夫子以授生徒，并请夫子之书，以寿诸梨枣。夫子与二昆之意，盖谓能医世之病者，不若能医世之医者也。医，相术也。相不在乎一已之贤，荐贤贤于贤，而医医亦贤于医也。光长兄象辛乃争先就业焉，偕世兄来庵，问难之余，即为注解。继而负笈者二十余人，光幸预其列，惟恐不得其奥。得其奥而广其传，是则光之心，即夫子与二昆之心也欤。

　　　　　　　　　　　　　　受业丁有光谨跋

308

跋

医与战，皆始于有熊氏，二者事异而旨同也。兵以弭乱用之，不得其道则适以生乱；医以去病用之，不得其术则适以滋病。故兵之奇正，百变而必有一定之制；医之奇正，百变而必有不易之准，不得其一定不易者神而明之，而纷纷焉以从事，其不至生乱，而滋病者，盖亦鲜矣。此《医林一致》之辑，吾夫子之精于其说，而可以正天下之为医者也。安兄弟获侍夫子，晨夕讲论，数年以来，颇悉其指归。虽志昏质鲁，牵于世务，识夫子之学而不克行夫子之道，然幸兹集之成，与同学诸子广而传之，以济人而寿世，是则安兄弟之所甚慰也。抑闻岳鄂王之论战曰："运用之妙，存乎一心。"则兹集之成，固使医之不一者而归之于一，亦使医之至一者而用之不一，此又吾夫子之微旨也夫。

受业胡世安、胡世昌同识

跋

放观天地奇矣。地之上，日奇月奇，天之下，山奇水奇，何奇乎？日昼见，月夜出，照奇山，长静水，长动致奇。然照非逞明，致非斗胜，有奇不自奇，惟有奇不奇益奇。兹于我叔父恒园亦云曷云尔，其貌奇，其行奇，其诗古文辞奇。言其貌，鹤瘦松立，落落漠漠，类平子乎？萧萧瑟瑟，类叔夜乎？奇也。言其行，方若矩，圆若规。巢许成三商山有五奇也，言其诗古文辞微破虱，壮屠鲸，悲非慨，喜不惊，亦如潮，又如海，奇也。奇矣，异乎！貌奇而古，行奇而端，诗古文辞奇而正。奇也，而非奇也。其非奇者，服不鲜，鲜善章身也；食不味，味甘淡薄也；出不乘，乘乐徒行也；好不利，利思远害也，何也？奇而不好奇者，奇而不好奇，奇也。今其于医则又奇之，奇者，景无奇识，无奇见，莫测奇妙。但世有奇脉，有奇证，多获奇功，正可出奇术，博奇利，而其性又多奇，僻杜门不出，即出亦不受一钱。惟爱及门多奇士，爱讨奇书，订奇方，使古之奇人心心相印，无彼彼，无此此，遂成奇遇。或曰如尔云云，奇矣，奇矣，奇而胡不自有其奇焉，景曰惟奇不自有其奇，此是书之所以出云。

康熙四十二年岁次癸未仲春侄景谨跋

310

跋

　　元少多疾病，因为谢绝外务，究医宗之源。上自《内经》，下逮百家，凡各出其说，以成书者，何啻数万卷，翻阅寻绎，沉潜探索，已十有余年。遂慨然有四方之志，与当世知名人言论，尝往复不倦，必穷其说而后止。岁己卯，淮扬舟次遇一人，相与剧谈数日，心窃异之。至京师，谓是群材所聚，必有出类拔萃其人者，而卒未有得也。间与友人游西山，薄暮投僧舍，闻吟诵声，其音同郡人也，叩门与语，山肴村酒，中夜挑灯，窥其素抱，淹贯博通，兼精医理。踰月复往，则三迳犹存，而其人渺矣，始信天下不少恢奇之士，元特无缘以相遇耳。至壬午春，方呻吟床第，或有言又丹朱先生，请延之。一察脉间，即心识为良医，及服药一剂，而沉疴立起。良已遂担囊，从之月余，乃知读书万卷，不如夫子之得其要旨，殚精十年，不如夫子一朝之谈论也。既复，授元一集，曰《医林一致》，盖太夫子骆恒园之著述，昔授夫子，而夫子今授元也。遂得因夫子而谒太夫子，因得见太夫子而备接夫子之同门诸先辈，始知淮扬所遇者，吾夫子之亲叔，而同门号霍庵也，西山所遇者，吾夫子之同门兄弟，陶公磻溪也。道之渊源，学之颠末，固有不容诬者，而吾骆太夫子，诚一代之医宗也夫。

　　　　癸未岁上巳日门孙张庆元百拜谨识

出版说明

　　中医古籍文献是中医药学继承、发展、创新的源泉，然而，中医古籍文献的整理研究工作，特别是对珍本古医籍全面系统的挖掘、整理研究工作一直较为薄弱。所以，《中医药事业发展"十一五"规划》明确提出："系统开展文献整理研究，重点对500种中医药古籍文献进行整理与研究。"基于此，我社策划了"100种珍本古医籍校注集成"项目，重点筛选出学术价值、文献价值、版本价值较高的100种亟待抢救的濒危版本，珍稀版本以及中医古籍中未经整理排印的有价值的，或者有过流传但未经整理或现在已难买到的版本，进行点、校、注的工作，进而集成出版。

　　珍本古医籍整理出版是中医药继承创新的基础，是行业发展的必需。对中医古籍文献的整理出版工作既可以保存珍贵的中医典籍，又可以使前人丰富的知识财富得以充分的研究与利用，广泛流传，服务于现代临床、科研及教学工作。为了给读者呈献最优秀的中医古籍整理作品，我社组织权威的中医文献专家组成专家委员会，选编拟定出版书目；遴选文献整理者对所选古籍进行精心校勘注释；成立编辑委员会对书稿认真编辑加工、校对。希望我们辛勤的工作能够给您带来满意的古籍整理作品。

"100种珍本古医籍校注集成"项目得到了国家中医药管理局、中国中医科学院有关领导和全国各地的古籍文献整理者的大力支持，并被列入"十二五"国家重点图书出版规划项目。该项目历时两年，所整理古医籍即将陆续与读者见面。在这套集成付梓之际，我社全体工作人员对给予项目关心、支持和帮助的所有领导、专家、学者表示最真诚的谢意。

中医古籍出版社

2012年3月